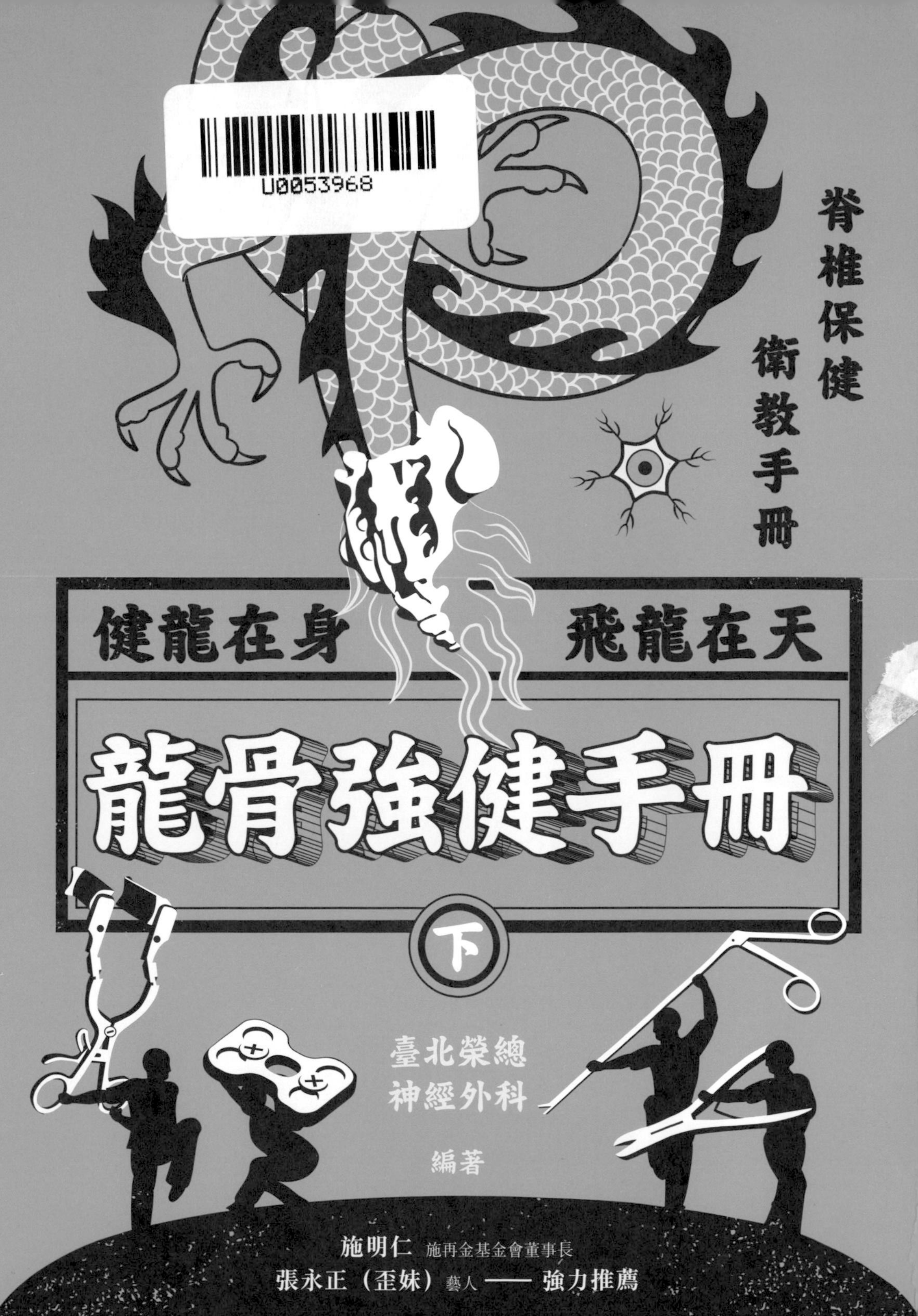
U0053968
脊椎保健
衛教手冊
健龍在身
飛龍在天
龍骨強健手冊
下
臺北榮總
神經外科
編著
施明仁 施再金基金會董事長
張永正（歪妹）藝人 —— 強力推薦

《龍骨強健手冊》提供 QR Code，讓讀者能夠快速的找到相關的知識

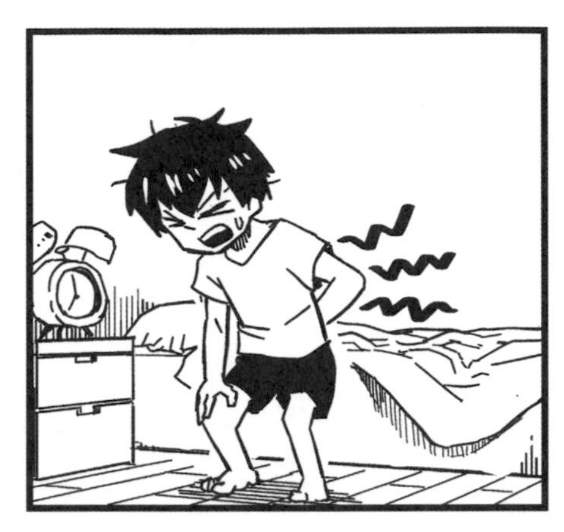
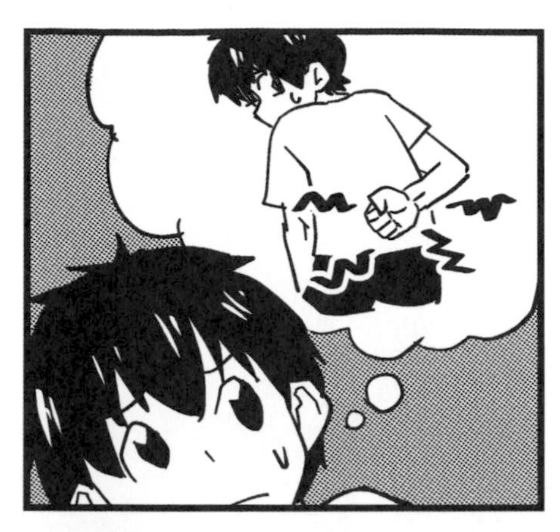
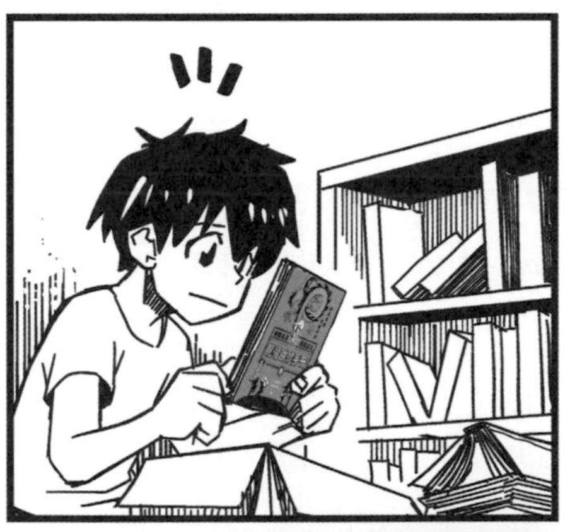
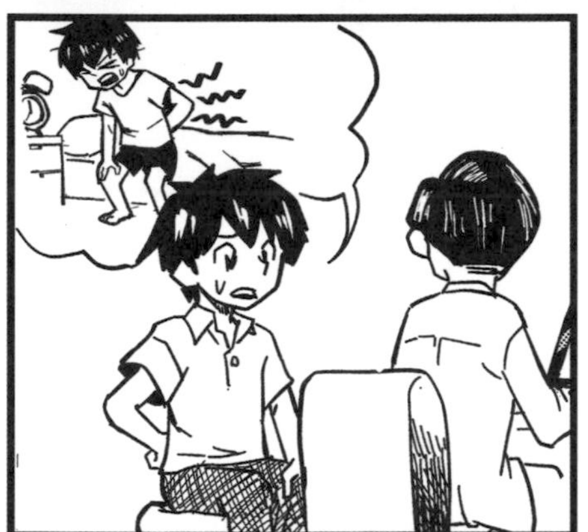
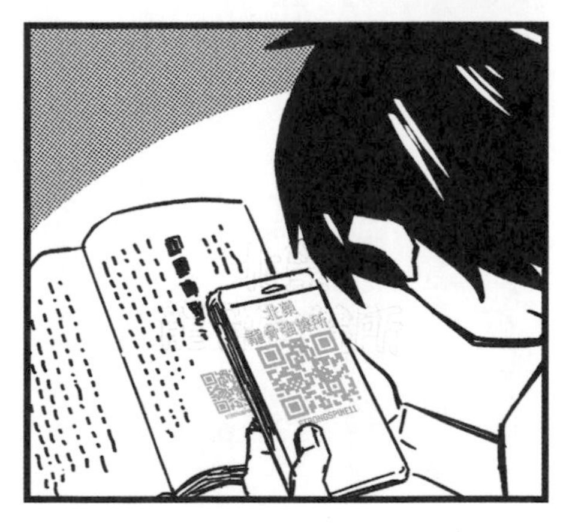
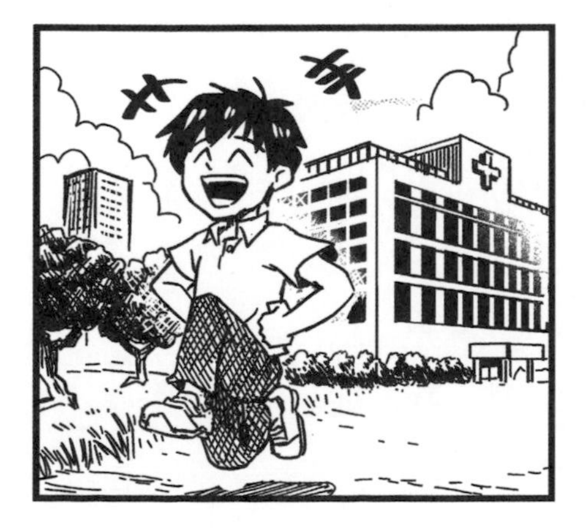

推薦序

黃文成 教授
臺北榮民總醫院神經醫學中心 主任
國立陽明交通大學醫學院 教授

文成多年專注在「神經脊椎」領域，常在門診聽到病患說這痛、那痛，看到從各地來尋求醫生能為他們解決病痛與不舒服的眼神，不禁令人心疼。而身為醫者的我，總是以「同理心」努力為他們找出病因、排解病痛，希望患者能得到舒緩與排除病灶。

《龍骨強健手冊》上冊著重於「頸椎」，下冊則著重於「胸椎」及「腰椎」。我們以病患的角度整理出「症狀」、「疾病」及「術式」三大分類，讓病患以最簡潔、易分類、易閱讀的方式：以手機掃描 QR Code 達到最快速、最便利及最易攜帶的閱讀方式。如同北榮在大家長陳威明院長、王署君副院長及鄭宏志醫師長期對神經外科同仁的支持，讓神經外科不論在技術、設備上，都與時俱進不斷地在創新、創建中茁壯與發展。

也要感謝「施再金基金會」及施董事長 明仁長年資助神經相關疾病之研究及照護年輕後輩，對《龍骨強健手冊》編輯團隊的支持。也希望各位讀者如同這本書名一樣「龍骨，都能強健」！能像我一方面樂於工作；一方面又可以到處爬山，享受生活！

【推薦者簡介】

黃文成 教授

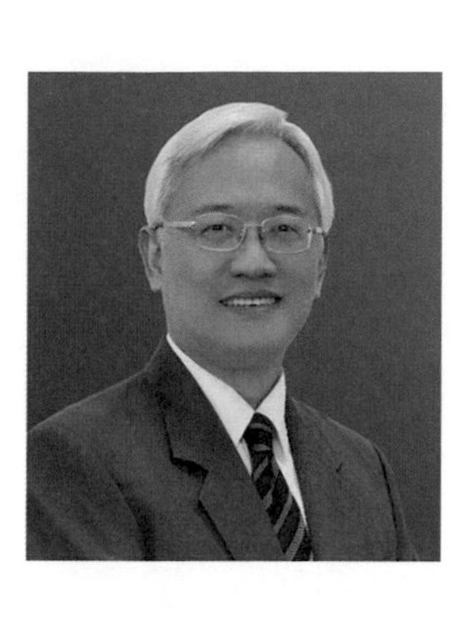

黃文成教授，一九八七年畢業於陽明醫學院醫學系、二〇一〇年獲得國防大學醫學院醫學科學博士學位，現任臺北榮總神經醫學中心主任、國立陽明交通大學醫學院教授。一九九一年進入臺北榮總外科部，一九九三年經當時北榮神經外科主任李良雄面試核可，正式進入神經外科領域。一九九八年，黃文成教授前往美國亞利桑那州鳳凰城，從事臨床進修，包括紮實的人體解剖課程與各種先進神經外科手術。隔年返國後，繼續參與臺北榮總神經再生實驗室研究工作，也積極從事腦及脊椎相關手術治療。

黃文成教授的專長學門包括：頸椎人工椎間盤手術、頸椎退化性疾病手術治療、胸椎疾病及其相關手術治療、下背痛及坐骨神經痛手術治療、腰椎椎間盤突出、腰椎滑脫微創及顯微手術、脊椎腫瘤手術、脊髓損傷神經修復手術及治療、周邊神經手術治療、顱內出血及神經重症照護、骨質疏鬆症手術及治療……等。

總編輯的話

臺北榮總神經外科脊椎團隊在黃文成教授引導下，承蒙 施再金公益基金會贊助推出《龍骨強健手冊》，特別強調本書在編寫時就依照症狀、疾病診斷，以及手術治療等，由各領域專長主治醫師同步完成，但有鑒於篇幅以及閱讀攜帶方便，故分上下冊分別付梓，內容上冊是以頸椎相關疾病為主，下冊則涵蓋胸、腰椎疾病治療，分上下冊希望能夠帶給讀者更直接的觀感，也方便日後翻閱查找資料。

本書完全以病人或家屬閱讀的觀點來設計，試圖針對大多數的神經脊椎疾病，提供病人就醫前後的指引以及參考資料，盡量把大部分艱澀的醫學名詞以及知識，轉換成日常口語給大多數的民眾閱讀，章節後附上少量的參考文獻，以供更深入的科學知識傳達。

現代社會資訊爆炸，獲取知識的媒體管道眾多，醫學知識日新月異，科技進步一日千里，筆者相信本書的內容必定也不時常需要同步更新，故《龍骨強健手冊》亦同步推出電子版，期待能隨時更新內容，常保各位病友家屬強壯健康的龍骨。

最後強調，每位病人、每種疾病都有其獨一無二的特性，所以需要醫師針對每一位病人的病情量身打造最適合的治療手術。所謂的最佳處理方案，也會因為時空背景而有所差異。罹病的心情必定忐忑不安、水深火熱，甚至焦慮煩躁、萬念俱灰，但總編相信，《龍骨強健手冊》的字裡行間流露每位主治醫師的信心與熱情，這份真誠才是本書最難以取代的部分，仔細閱讀文字時具有平靜安定的療效。然而文字內容必有其限制，科技的範疇也不斷地在往前推進，再即時更新的內容也終將成為昨日黃花，拜託各位病友家屬閱讀本書之際，務必以理性的態度跟您的主治醫師當面討論，所有的臨床判斷均應以現場實際狀況為準，文書僅供參考。我相信，百分之九十九的醫師都會認真仔細的思考分析，給您最佳的建議。

總編輯

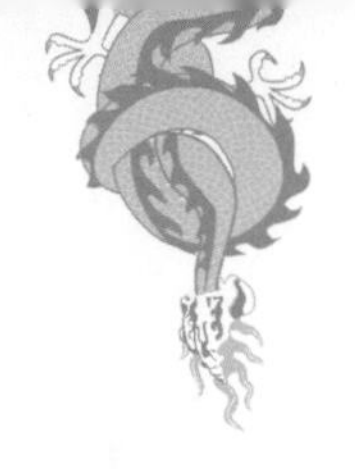

目錄

第二章 疾病

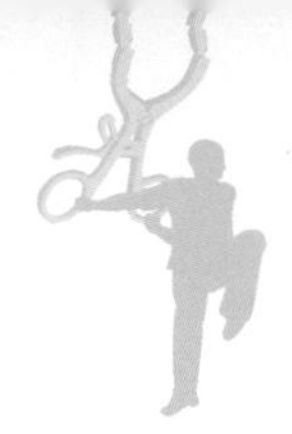

第三章 術式

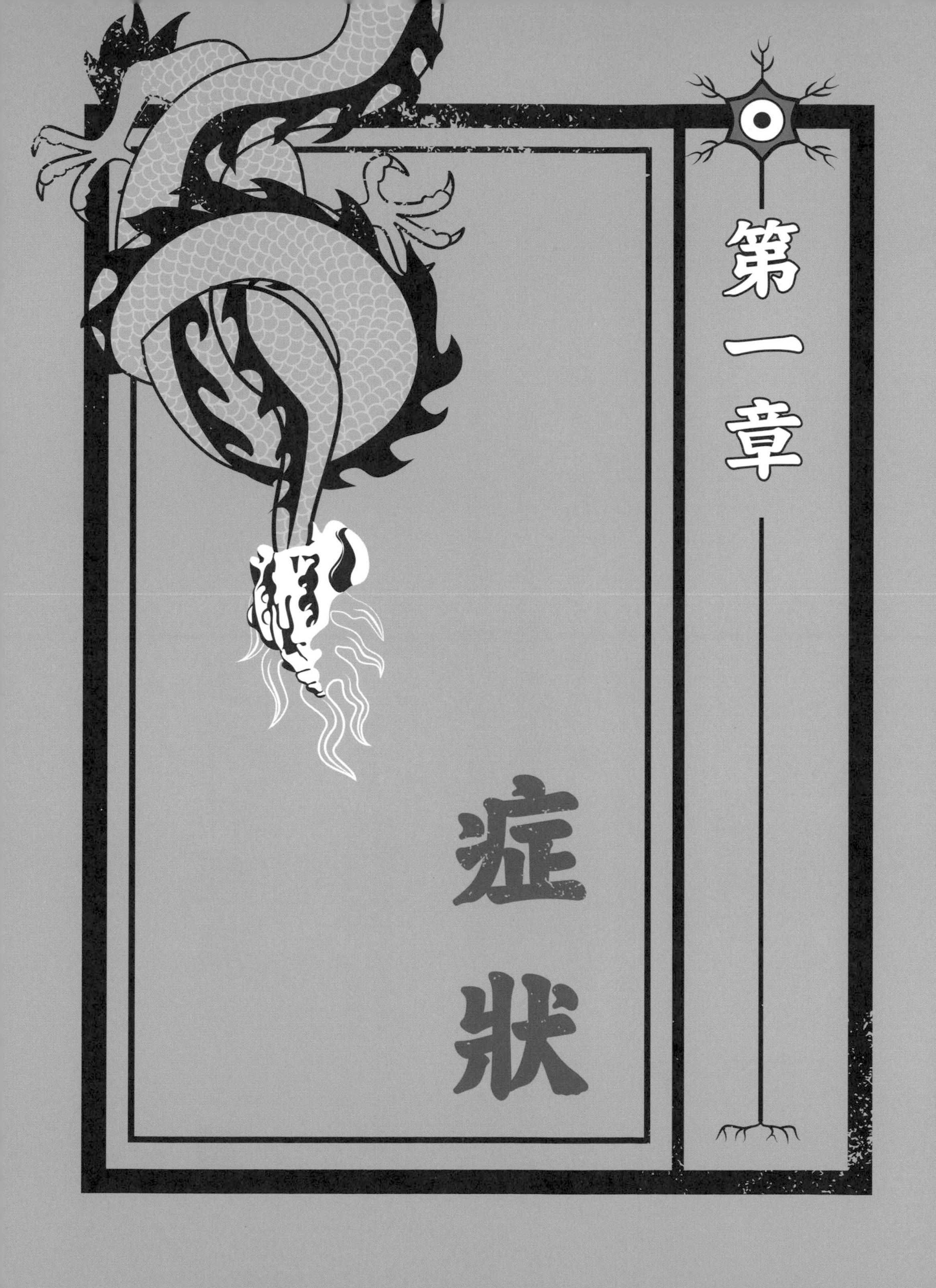

第一章

症狀

腳痛、屁股痛、坐骨神經痛

柯金柱
臺北榮民總醫院神經外科 主治醫師
國立陽明交通大學醫學系外科 助理教授

每個人幾乎都曾遭遇過腰痠背痛，差別只在於發生的頻率、發作時的程度。

如果只是一生中偶爾幾次，尤其是在劇烈運動之後才發生的，這時可以想想，是不是運動之前暖身不夠？運動到的部位是不是平時比較少訓練的肌群？如果答案是肯定的話，那麼別擔心！多數都只是肌肉或肌腱拉傷造成的，休息幾天就好了。

反之，若是症狀反覆發生，甚至不活動也痛，那麼恐怕潛藏著更根本的病灶，常見的如脊椎骨骼結構上的不穩定，或是增生的骨刺造成神經壓迫等。

會跑的神經痛

身體多數的病痛都是很直覺的，哪裡生病就造成哪裡不適。比如：骨折的局部疼痛、膽結石的右上腹痛、闌尾炎的右下腹痛、心肌梗塞前胸透後背的胸悶胸痛……大致上都和身體解剖構造直接相關。

說到神經系統的疾病，常常讓人驚嘆症狀竟然會跑！

以門診常見的坐骨神經痛為例，患者常覺得小腿肚痠痛，有點類似跑步後那種「鐵腿」的感覺，患者會說：「我根本沒有去跑步啊！」若再細問，可能會發現同時也有向下走到腳背或是腳底的麻痛感，以及向上延伸到臀部的酸痛，而且已經持續數月到數年之久了。因為這太違反「直覺」了，人們通常以為這是個別的問題，哪裡痛就在哪裡貼塊酸痛貼布，很少有人會將這些問題放在一起看待。

其實，這種「放射狀」的症狀正是神經疾病的典型表現。

神經本身的工作就是溝通傳達。運動神經負責傳達來自中樞的命令，給一個地區的肌肉去造成收縮運動，而感覺神經則反方向的將周邊感覺器官（比如五官及全身皮膚）的刺激電流回傳給中樞，而形成感受。如果這些神經因為某些病變而產生電流傳導不順，則會造成訊息傳導錯誤，進而導致局部肌肉持續收縮痙攣，或者某個區域的皮膚由正常的觸感變成麻木或刺痛。

行文至此，應該可以理解，一處神經的疾患並不會只造成該處局部的不適，而是會延伸到它所負責支配的部位。所以三叉神經痛的症狀在於牙痛、臉面觸電般疼痛，但實際病灶卻在顱內三叉神經起始處受到血管壓迫；帶狀疱疹（皮蛇）的症狀在胸壁皮膚劇痛、長水泡，但真正的原因卻是因為免疫力低下而讓平常躲在神經節內的病毒跑到神經根作亂，而該神經根所分佈支配的地區就是長出水泡的一條帶狀區域，故名帶狀疱疹。

所以「腳痛、屁股痛、坐骨神經痛」在有神經觀念的醫師及患者眼裡，不是個別不相關的症狀，而是腰椎神經根病變所造成的放射狀表現，或則麻或則痛，總之是在某一條神經所支配的運動或感覺區域之內。

以臨床上極為常見的腰椎第四／五節椎間盤移位導致腰椎第五神經根壓迫為例，該神經根裡面包含了運動神經以及感覺神經，分佈支配的區域大約是一致的，都是從臀部及大腿後外側，到小腿後外側，再走到足背。

運動神經被壓迫造成命令訊號傳導錯誤，造成臀部、大腿、小腿肌肉持續收縮痙攣、不能放鬆，而導致長期的酸痛，或者是中醫講的「腰膝酸軟」。

另外，這一條神經根也負責足背上抬（翹起大拇指）的動作，所以偶爾在很嚴重的患者身上也可以看到「垂足」的現象，也就是走路時腳板會下垂，特別是穿拖鞋的時候鞋子會掉。

至於感覺神經的部分，患者在足背可能有「摸起來不是自己的肉」的那種麻木感，理論上大腿、小腿後外側皮膚也應該會有類似的麻木感。不過實際上，可能由於前述的酸痛感遠比這裡的麻木感更不舒服，所以患者並不一定都能感受得到。

這或許可以從一個現象來解釋：常常在很成功的手術後，患者的疼痛大幅改善了，也很滿意手術的結果，但仔細詢問下，有些患者會回饋說仍然能感受得到一些殘餘的麻木感（尤其手指腳趾末稍）。

嚴格來說，這可能是感覺神經在術前就已經因為長時間、嚴重的壓迫而受損變質，所以即使手術後成功讓神經減壓膨脹回來，仍然沒有辦法讓神經本體百分之百恢復。所幸，多數患者都說這種麻木感還不至於到很不舒服的程度，而且比起術前的疼痛感，也只算是雞毛蒜皮的小事，所以患者普遍都可以接受。

相關文章
腰椎椎間盤移位
下冊第二章第三篇第063頁
脊椎滑脫症
下冊第二章第四篇第076頁

盜亦有道的神經疾病

現在我們明白了，神經症狀會跑，卻不是毫無道理的亂竄。對訓練有素的神經外科醫師而言，很習慣結合神經解剖、神經生理的觀念去看待一群病症，並能歸納總結出一個合理的疾病。

反之，既然知道了這個疾病的解剖、生理機制，在治療上也就更得心應手了。以藥物而言，運動神經過度放電導致的肌肉痙攣，可以用肌肉鬆弛劑配合消炎止痛藥物去放鬆緊繃的肌肉，而某些滋補神經的藥物可以部分緩解變質的感覺神經帶來的麻刺感。另外，神經復健也有放鬆肌肉、修復神經的功效。

必須強調的是，任何治療方式都應該客觀評估治療效果，不可一味迷信某一個人、某一特定方式的治療。須知道，每一個患者罹病的程度不盡相同，同一套治療方式在不同人身上達到的療效一定不同。

如果歷經了數週到數月的藥物、復健治療後仍然沒有痊癒，那麼外科手術仍是要列入選擇的治療方式。神經外科的疾病多數以物理性的壓迫為主，外科手術仍以直接移除造成壓迫的病灶為上策。

從另一個角度來說，坐骨神經痛這些疾病痛起來雖然要人命，但卻不像癌症來得莫名其妙。

在神經外科醫師看來，坐骨神經痛是個很講道理的疾病。以致病原因而言，患者長期姿勢不良，導致腰椎壓力大增而提早退化，並沒有冤枉好人；以症狀而言，哪一條神經根被壓迫到了，就表現出那一條放射狀地帶的酸痛麻木；治療上，輕症者可以用藥物、復健治療，壓迫嚴重者則要靠外科手術進行直接減壓，有些脊椎滑脫變形導致的壓迫，更是沒有疑問的需要手術減壓，同時植入固定物。

從發病到治療，都有清清楚楚的道理，這個病魔也算是盜亦有道。期望讀者看完本文之後也能夠做個明白人，找到合理的治療方式，擊敗病魔、早日康復。

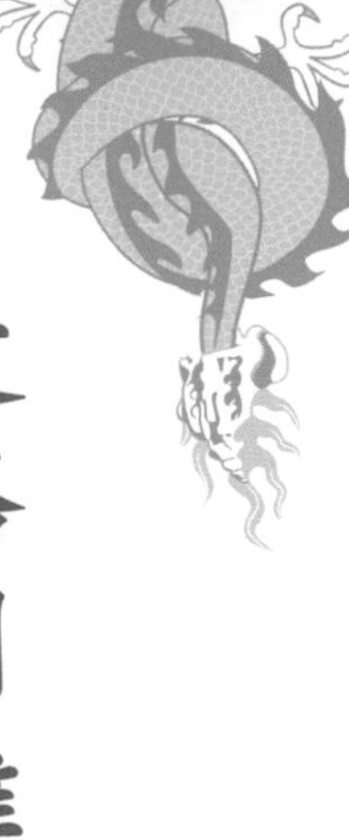

走路困難（神經性跛行）

郭昭宏
臺北榮民總醫院神經外科 主治醫師
國立陽明交通大學醫學系外科 助理教授

時間：某個霸王級寒流剛過的一月天

地點：神經外科門診

主角：七十歲退休公務員章先生

「醫生，我這腰痛的老毛病又犯了！光從醫院大門口走到你的診間，中途不知道停了多少次。」雙手撐著腰的章先生，進到診間一坐下來就如釋重負地嘆了一口氣。這麼冷的天氣裡章先生竟然還是滿身汗，看得出來這不到十分鐘步行距離的路程，對他來說就像兩棲蛙人的天堂路，要有堅強的意志力才能抵達。

詢問章先生病史，原來腰痛的毛病已經困擾他好一陣子，不但腰部疼痛難耐，還有一種像被電到一樣的感覺，從腰直接麻到腳底，雖然做了許久復健，卻都沒有顯著改善。隨著疼痛頻率越來越高，有時發作起來連平時服用的止痛藥也沒效，加上無法久走，原本喜歡跟朋友到戶外健行的章先生愈來愈不喜歡出門，心情自然也就越來越鬱悶。

「走沒幾步路就要休息，又要人家等我，乾脆不去了！」他苦著一張臉這麼說。

章先生的情況臨床上稱之為「間歇性跛行」，因為腰椎的椎間盤退化突出而導致神經管腔狹窄，在神經外科門診並不少見。病患主訴通常是：走走停停、不好走。但經過手術治療，通常就可以漸漸恢復健走的距離與能力。

什麼原因造成行走困難？

造成間歇性跛行的原因有神經性跛行、血管性跛行兩種。

章先生的兩個典型症狀：間歇性跛行（走路的時間不久，要休息過後才能繼續行走）合併放射痛（痛感會從腰部延伸到臀部及下肢）屬於「神經性跛行」，表現是走一段路後症狀更明顯，必須彎腰或坐下才可減輕症狀。

而大家耳熟能詳的坐骨神經痛，也是放射痛的一種表現。

不論是間歇性跛行或是坐骨神經痛，原因都可以歸因於腰椎神經管腔狹窄，造成腰椎的神經壓迫。病因可以簡單分成兩個部分：

一、椎間盤突出

椎體與椎體之間有椎間盤，可以把椎間盤想像成一個彈性的墊片，使堅硬的腰椎有柔軟活動的空間。隨年紀增長，身體零件慢慢損耗，椎間盤的受力與耐力也會漸漸減退，導致椎間盤突出。外傷、搬重物這類不正常施力，也會造成椎間盤突出，進而導致神經的壓迫而出現症狀。

二、腰椎關節的退化

全身會活動的骨頭間都有關節，腰椎的活動也需要兩兩骨頭間關節存在；隨年紀增長，關節因為每天的重複使用而逐漸退化。以手部關節為例，就會因為退化而造成指節變大、增生而變形。

腰椎的關節也是如此。當腰椎關節退化增生時，會引起背部痠痛，進而導致神經壓迫；腰椎關節的退化也會引起腰椎的不穩定，造成腰椎滑脫，使行走困難的症狀更為嚴重。

相關文章

腰椎椎間盤移位
下冊第二章第三篇第063頁

脊椎滑脫症
下冊第二章第四篇第076頁

只有腰椎狹窄會讓走路困難嗎？

造成走路困難的原因除了腰椎狹窄，常見的還有血管性跛行、頸椎退化造成的走路困難等。

血管性跛行：周邊血管阻塞造成血液供應不足，因而在走路時引起痠痛，導致走路困難，稱之為血管性跛行。抽菸、糖尿病、高血脂、高血壓容易造成周邊動脈血管粥狀硬化，是血管性跛行的高危險群，臨床上會利用超音波評估血管阻塞的情況。通常站著休息就可以改善血管性跛行。

頸椎退化疾病：頸椎退化的相關疾病也會引起走路困難的症狀。但是，頸椎退化造成的走路困難與腰椎退化造成的走路困難最大不同在於：頸椎引起的症狀是走路的平衡感不好，像是走路會晃，或是走路容易跌倒，甚至會有上肢肢體痠麻的情況。而腰椎退化的病人則是走路的時間不久，要休息過後才能繼續行走。

大小便不順

郭懿萱
臺北榮民總醫院神經外科　主治醫師
國立陽明交通大學醫學系外科　講師

你會不會常常急著想跑廁所，但又覺得尿不乾淨、滴滴答答？或是你和很多人一樣，有便祕的困擾？

大小便控制不良、排尿不順、便祕、尿失禁的問題，往往對生活品質造成影響，卻因為難以啟齒，而讓人不知該如何是好。

這些惱人的「不順」，究竟是怎麼產生的呢？

泌尿及腸道系統 掌管大小便

泌尿系統的末尾由膀胱和尿道構成，膀胱用來儲存尿液，尿道則是負責控制排尿；而腸道系統的尾端則是直腸和肛門，直腸能儲存糞便和腸氣，並用肛門來控制排便和排氣。

當膀胱儲存空間即將耗盡、直腸中糞便累積過多，尿意和便意的感覺就會經由薦椎的感覺神經傳遞到中樞神經來調控尿道和肛門內的括約肌，讓人有意識地憋尿和憋便。

由此可見，排尿和排便受到許多因素影響，包括：腦部的意識控制、脊椎的神經傳導、薦椎神經叢、膀胱逼尿肌及直腸的擴張和收縮功能，以及尿道和肛門出口的阻力。只要其中任何一個地方出問題，都可能造成大小便控制不良。

大小便控制不良大致可分成排尿不順、便祕及失禁三種狀況。

排尿不順

以下有幾個常見的原因：

- 尿道狹窄：造成尿道狹窄的原因男女有別，男性最常見的是攝護腺肥大。攝護腺包圍著男性的尿道，隨著年齡增長，攝護腺逐漸增生、肥大，壓迫尿道，讓尿液無法順利排出。而尿液累積、膀胱壓力增加，都會使膀胱肌肉無力、進而產生不正常的收縮，造成頻尿。
  女性尿道狹窄的原因則比較多，包括：停經後的尿道陰道萎縮、反覆泌尿道感染產生纖維化、骨盆臟器脫垂（膀胱、腸道、陰道或子宮脫垂）造成尿道壓迫、或是接受失禁手術後的局部水腫。
- 肌肉協同障礙：排尿時，位於腦幹的橋腦中的排尿中樞讓膀胱收縮、尿道口放鬆，小便才能順利排出。如果有創傷、腫瘤、脊柱裂、或嚴重的椎間盤突出，造成腦部或脊椎病灶，導致神經傳導途徑出現異常，就會讓膀胱和尿道口一起收縮，造成排尿困難、尿液殘留。

- 逼尿肌無力：腦部、脊椎病灶、以及骨盆手術後的神經損傷，都可能讓膀胱脹尿感無法順利傳遞，導致逼尿肌收縮困難。老人家或骨盆手術後若脹尿感差、膀胱過度擴張而產生膀胱壁的缺血性變化，也會造成逼尿肌無力。
- 急性尿滯留：指的是膀胱裡有尿液、但卻突然尿不出來，並且持續十二小時以上。

急性尿滯留通常會引發疼痛，但如果是神經損傷引起、或是因為半身麻醉的效果，則可能沒有感覺。尿道阻塞、藥物或神經損傷，都有可能造成急性尿滯留。其中，腫瘤、結石、尿道感染造成的刺激、或是女性失禁手術後的局部水腫，都可能讓尿道阻塞。

藥物也可能影響排尿。治療頻尿及尿急的藥物，有時反而造成尿液滯留：肌肉鬆弛劑、抗膽鹼類藥物、第一代抗組織胺、部分心律不整或抗憂鬱劑，也有尿液滯留的副作用，依個人體質不同，使用時需多加留意。此外，半身麻醉藥物若作用過久，也可能造成排尿困難。

相關文章
尿路動力學檢查
上冊第三章第十篇第192頁

便祕

雖然大多數的便祕找不到特別原因，但仍然不能忽略其他可能的問題，如：

- 腸道壓迫：骨盆臟器脫垂、直腸套疊、腸道膨出等，會造成腸道壓迫、阻礙排便。
- 腸道蠕動變慢：可能因藥物（鴉片類藥物、抗膽鹼類藥物、第一代抗組織胺、抗憂鬱劑、鈣片、鐵劑……等）、電解質異常（低血鉀、低血鎂、高血鈣）、甲狀腺低下、糖尿病或巴金森氏症……等影響，減緩腸道蠕動。而服用利尿劑會減少糞便裡的水份，進而加重便祕。

• 肌肉協同障礙：排便時腹壁肌肉用力，但骨盆底肌肉和肛門括約肌卻無法放鬆，就會造成排便困難。有些因為長期抑制便意而引起，有些則是腦部或脊椎病灶（創傷、腫瘤、脊柱裂、嚴重椎間盤突出）造成。

失禁

臨床上最常見的失禁情形有：

• 膀胱過動症：尿液還沒累積到一定的量時，膀胱逼尿肌就開始不正常收縮，造成排尿。逼尿肌過度收縮可能來自於不正常的神經刺激，如：腦中風、脊髓損傷、巴金森氏症及多發性硬化症，或因為感染、停經、結石刺激、老化、心理因素等而造成膀胱過動症，但也有些找不到明確原因。

• 夜間頻尿：晚上睡著後仍需起床小便兩次以上，夜間頻尿除了會影響睡眠、造成白天精神不濟，如果伴隨尿失禁症狀，更是令人困擾。

造成夜間頻尿的可能原因有：夜間尿液過多（睡前喝過多水份、服用利尿劑、糖尿病、尿崩症、睡眠呼吸中止、心臟衰竭、多尿症、和靜脈回流不良……等）、膀胱容量減少（膀胱過動症、尿道狹窄，詳見前述）。

- 滿溢性尿失禁：膀胱因尿液累積過度、壓力過高而導致不自覺漏尿。常見原因有尿道狹窄、逼尿肌無力。
- 應力性尿失禁：一用力就漏尿，通常由尿道括約肌鬆弛引起。用力時腹壓增加、壓迫膀胱，尿道括約肌卻無法適當收縮，因而漏尿。常見於生過多胎、或骨盆臟器脫垂的婦女。
- 大便失禁：無法自行控制排便，主要原因有肛門結構損傷、肛門肌肉無力。肛門結構損傷通常發生於女性自然產時產生的肛門括約肌撕裂傷、痔瘡及肛門瘻管手術的後遺症、骨盆骨折。肛門肌肉無力則是放射線治療造成的括約肌退化，使肛門收縮功能變差。腦中風、脊髓損傷、多發性硬化症和糖尿病等，會影響神經對肛門的控制，造成大便失禁。

- 反射性排尿／排便：通常發生於脊髓損傷的人。因尿意和便意感無法經由脊髓傳遞到中樞，於是直接由骨盆副交感神經控制膀胱或直腸的肌肉收縮，進而引起排尿或排便。外力刺激也可能引發此一反射。
- 馬尾症候群：腰椎第二節以下沒有脊髓，只有一條條長得很像馬尾的神經根，因此稱之為「馬尾神經」。在腰椎或薦椎的病灶，如：腫瘤、感染、嚴重椎間盤突出或退化，都可能造成馬尾神經受損，而產生馬尾症候群，有尿液滯留、大小便失禁、會陰部麻木或感覺喪失、下肢無力等症狀。

結語

大小便不順是很常見的問題，可能的原因五花八門，治療方式也各不相同；如果有類似的不適，千萬不要因為羞於啟齒、不願就醫，而延誤治療黃金期。只要勇敢跨出第一步，尋求專業醫療協助、找出原因，就有機會對症下藥，找回應有的生活品質。

背痛與腰痛

張鵬遠
衛福部桃園醫院神經外科　主治醫師
國立陽明交通大學醫學系外科　講師

「腰痠背痛」是腰、下背疼痛的感受，對神經外科醫師來說，是除了坐骨神經痛之外，在門診時最普遍遇到的主訴。

「醫師，我每天透早下床腰痛到嘜季力！」

「醫師，我的腰和背安奈架你痠，喬不到一個舒服的姿勢。足甘苦！」

不只是老先生、老太太，上班長時間坐著用電腦、回家滑手機追劇，青壯年族群肩頸頂叩叩來求診的人也越來越多。

儘管根據統計，超過三十歲的人有八成以上都有腰痠背痛的經驗，但一旦腰痠、背痛起來，還是很容易讓人緊張。

「醫生，我的腎臟是不是出問題了？」

「我是不是要洗腎了？」

「我的腰是不是長了『不好的東西』？」

病患到診間求助時，常常愁眉苦臉，擔心身體出了大問題。

好消息是，這些疑慮的機率並不高。

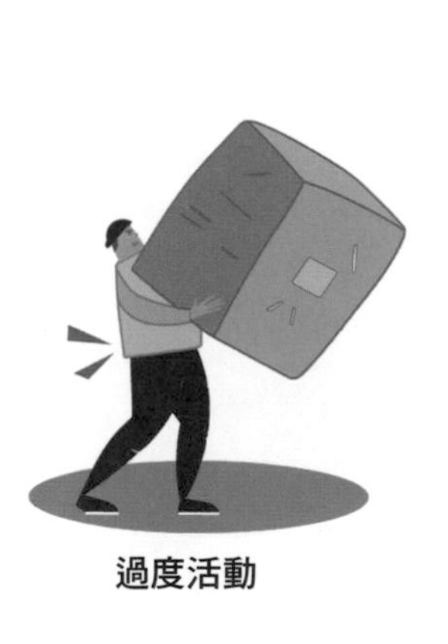

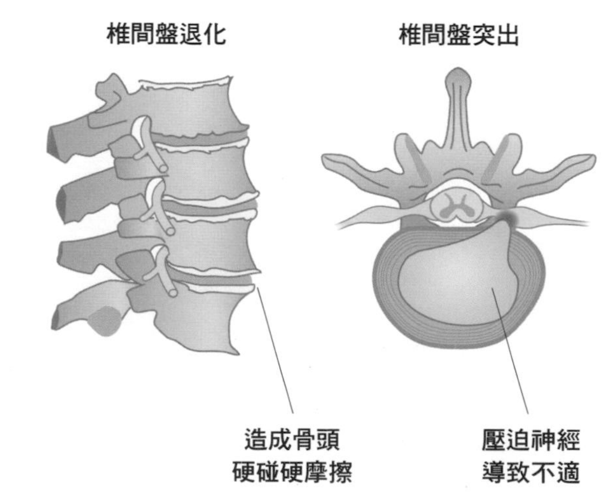

下背痛的原因

什麼是腰痠背痛？

一般民眾口中的腰痠、腰痛、或是腰酸背痛，在醫學上我們稱之為「下背痛」，分為急性下背痛和慢性下背痛兩種。

急性下背痛 通常六週內會減緩

腰部為什麼會突然疼痛？

腰部是支持人體上半身最重要的核心與地基，整個腰部鋪滿了厚厚數層的強大肌群，和層層相疊的筋膜群，以及骨骼間相連的韌帶。

所以在腰部、下背區域的疼痛，絕大部分都是肌肉拉傷、韌帶受傷所造成的。最常見發

脊椎滑脫

脊椎骨往前滑動
壓迫神經而痛

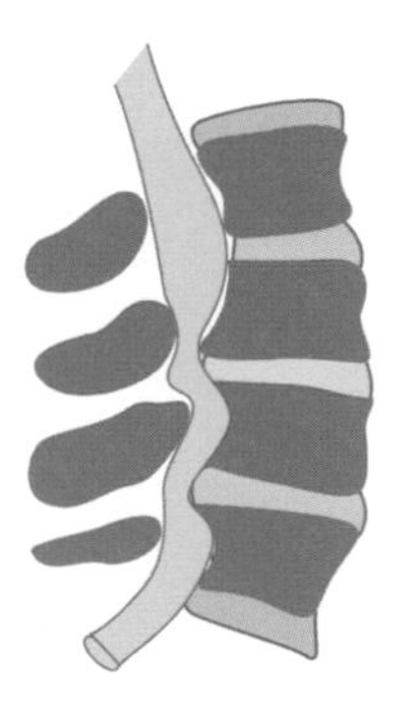

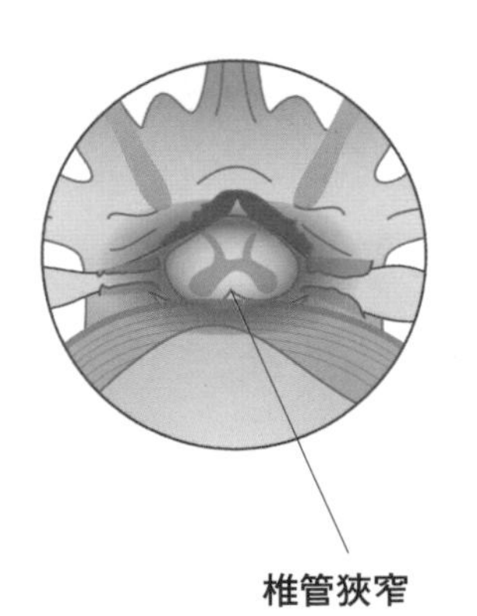

下背痛的原因

生的原因，不外乎勞力或勞動，比方：彎腰洗碗、做菜、搬貨、搬運重物……等。患者常常在疼痛區域的附近可以感受到「壓痛點」。

壓痛點是指在這些疼痛部位附近進行按壓，當按壓到某些特定的點時，會引發局部劇烈疼痛，但是把手指頭放開後，疼痛又會很快緩解。有病患以「痛之外還十分痠軟」來形容這種感覺，有些人甚至會痛到流下淚來。當有這類症狀，就很可能是肌筋膜發炎、肌肉拉傷或韌帶軟組織發炎所導致。

急性的下背痛或腰痛，通常發生在二十到四十歲青壯年時期。定義上來說，三個月以內的腰部疼痛都可以算急性下背痛。

這類腰痛的共通點有：

- 時程快；
- 隨著姿勢改變加重，比方：某個姿勢特別容易引發疼痛；
- 有時睡覺不覺得疼痛，但早上起床時疼痛感特別強烈；
- 通常做好適當的休息、服用簡單的消炎藥或肌肉鬆弛劑，症狀在幾天到六週內就能有效緩解。

也就是說，只要是能夠藉由簡單的藥物或休息就可以在六週內改善的下背痛，多半不需過於焦慮。

慢性下背痛 疼痛超過三個月

如果疼痛超過三個月，就屬於慢性下背痛了。慢性下背痛常見於四十歲以上的人口，所占比例隨著年齡增加。這類的背痛經常緩慢、持續，甚至越來越嚴重，或是反反覆覆發作。

這類慢性下背痛，找出病因相對重要。慢性下背痛的原因很多，最簡單是以物理性病因與否來分類。

- 物理性病因：這類病因占了大部分，簡單來說就是因為生理結構上的異常而導致症狀，最常見的莫過於大家耳熟能詳的腰椎椎間盤突出。

輕微的椎間盤突出有可能導致腰部長期痠痛；而嚴重的椎間盤突出合併神經的壓迫，則往往會連帶造成下肢劇烈疼痛，如：坐骨神經痛，甚至出現沒辦法自行將腳板抬起、行走時腳底板會拖地的垂足，或是大小便滯留、失禁等神經失能症狀。

除此之外，常見的腰椎椎弓骨裂或椎弓解離以致腰椎滑脫、腰椎的小關節（或稱小面關節）退化性關節炎、抑或小關節內產生滑液囊腫等，也都是常見的相關因素。

如果遇到以上這類疾病，都可以尋求神經外科、骨科或復健科進行相關診斷。診斷過程大多從神經學、理學檢查開始，若有進一步需要則會以核磁共振或是電腦斷層掃描來做確診。

專業的神經外科醫師專長縱深涵括廣泛，從臨床神經學到手術細節都能針對需求做診治；需要進行手術時，更能以對神經組織保護更細膩的手術方式來進行結構上的改變，進而改善症狀。

• 非物理性病因：也就是無法經過結構的改善來治療的下背痛。

這類病因包括腫瘤、感染（椎間盤炎、骨髓炎等）、或是慢性發炎：如常聽到的僵直性脊椎炎（嚴重者免當兵）、風濕性關節炎、類風濕關節炎等。

這類疾病得靠相關的內科專家來介入治療，譬如：神經外科（針對脊椎腫瘤）、風濕免疫科、感染科等。非物理性成因的下背痛通常必須投以相關藥物來進行全身性的治療，譬如抗生素或相關的免疫調節劑等。

此外，還有兩類的背痛值得一提：肌筋膜痛症、骨質疏鬆症合併壓迫性骨折。

肌筋膜痛症

如前面所述，這類疼痛經常因為腰部肌肉反覆長期使用或勞動所致，特色是常常合併有壓痛點（激痛點）。臺灣臨床統計，在下背痛為主訴的患者中，約有百分之八十五的人是因肌筋膜痛所苦。

肌筋膜痛在診斷上需要經由專業醫師透過詳細問診、神經學與理學檢查來進行鑑別診斷、並經由壓痛點的認定來區分。治療上說難不難，但也未必簡單，通常需要適量休息、搭配藥物治療、壓痛點的局部阻斷、或是神經阻斷術、再加上適量的物理治療（復健）來改善。

相關文章
肌筋膜疼痛及其他骨科相關疾病
下冊第二章第十五篇第162頁

骨質疏鬆症合併壓迫性骨折

骨質疏鬆往往沒有明顯症狀，常常得等到走路姿勢變得奇怪或長期背痛而求診，才發現原來骨質疏鬆、脊椎變形；更嚴重的是等到真的骨折了，才知道已經骨質疏鬆。

壓迫性骨折好發於骨質疏鬆患者，特別是老年族群，尤其是更年期後缺乏雌性荷爾蒙保護的女性，在不知不覺中，骨質疏鬆症便悄悄找上門了。

壓迫性骨折常見的症狀包括：下背部突然產生劇烈疼痛，或是長輩不小心跌倒後發現下背部有劇痛，到醫療院所經由放射線診斷後，才發現脊椎骨扁掉了。

此為貨真價實的骨折，痛起來可謂之椎心刺骨，苦不堪言。

如果聽到長輩們描述：「躺著不動比較不會痛，但是一起來要活動，就痛得受不了！」就要特別注意詢問長輩最近是否不小心跌倒了，或是用力解便、咳嗽、打噴嚏等等可能誘發骨折的因素。這樣的骨折如果不及時治療，往往會導致臥床，進而衍發臥床相關的嚴重併發症。

壓迫性骨折的診斷與治療其實相對單純。診斷以放射線為主，搭配包括電腦斷層、骨質密度檢查、或是核磁共振等等相關檢查，治療則須搭配局部與全身性治療。

壓迫性骨折局部性的止痛最立竿見影的是椎體成形手術，也就是俗稱的灌骨泥、灌骨漿。只要在確認為急性骨折的階段適時進行此類手術，就可以有效減緩相關的背痛。

解決立即性的問題後，骨質疏鬆症患者的主要目標為降低再骨折的機率，臨床上會以藥物治療來進行。骨質疏鬆藥物種類繁多，需與神經外科或骨科醫師討論最適合的治療方式。

腳麻

郭懿萱
臺北榮民總醫院神經外科　主治醫師
國立陽明交通大學醫學系外科　講師

如果要票選二十年來最經典的電視廣告臺詞，這句「阿嬤妳怎麼沒感覺」絕對榮登前三名。

來回顧一下這則廣告：一個四、五歲的小女孩騎著腳踏車不小心輾過坐在沙發上阿嬤的腳，阿嬤竟然沒反應，一動也不動。

小女孩落淚驚喊：「阿嬤！阿嬤！」（OS：我最愛的阿嬤不會……）

阿嬤緩緩睜開眼睛，說：「我睡著啦……」

小女孩破涕為笑問：「那妳怎麼沒感覺……」

因為引起廣大迴響，這個強調末梢血液循環重要性的廣告緊接著還出現「腳麻系列」續集。這次不只阿嬤，連阿公也因為腳麻，遇到火災卻只能坐在椅子上跑不了。

問題來了：阿公、阿嬤腳麻沒感覺，一定是血液循環不好造成的嗎？

關於麻這種「感覺」……

神經外科門診醫師最常遇到病人主訴之一就是：「醫師我這裡麻、那裡麻。」醫師一定會要病患進一步形容一下：「你的麻是什麼感覺？」

十個病人有八個會回答：「醫師啊，啊麻就是麻，還有什麼不一樣？」其實對醫師來說，還真的差、很、大。

因為「麻」，是一種非常籠統的形容，無論是針刺感、像電流般的麻刺、燒灼感，甚至局部缺乏感覺的麻木，都可以稱為「麻」。

重點來了！不管是哪一種「麻」，都是不正常的感覺。而這樣的「感覺」是怎麼回事？得從皮膚講起。

皮膚上的感覺受器是「感覺」的起源；皮膚上有很多神經，則是負責傳導人體對冷、熱、痛的感覺。皮膚接收到這些感覺後傳到表皮神經，接著匯集到大條的神經（如坐骨神經）；這些神經組成神經叢（如腰薦椎神經叢），連接到脊椎神經根、進入脊椎後，再往上經過腦幹、視丘並傳導到大腦的感覺皮質。只要傳遞過程中的任何一個關卡出問題，就可能產生麻的感覺。

那麼，為什麼會腳麻呢？造成腳麻的原因五花八門，從神經、內分泌、營養素、毒素、血管病變、感染、基因……都有可能，所以只要「麻」，就請趕快看醫生，找出原因。

神經受傷或壓迫

神經如果受傷或被壓迫，該神經支配的區域就可能產生不正常的感覺，進而導致局部變麻，包括腰椎、骨盆及下肢的外傷或腫瘤侵犯，都可能導致神經受傷甚至斷裂。

而造成壓迫常見的原因有：腰椎椎間盤突出、脊椎滑脫、壓迫性骨折、脊椎腫瘤、血管畸形、感染、麻痛性股痛、腓總神經壓迫及踝隧道症候群。

相關文章
周邊神經壓迫症候群
上冊第二章第七篇第122頁

神經退化或病變

有些神經性疾病會造成神經的去髓鞘化或軸突退化，進而影響感覺訊號的傳遞，造成局部或全身性的麻痛。如：多發性硬化症、泛視神經脊髓炎、急性瀰漫性腦脊髓炎、急性或慢性發炎性去髓鞘多發性神經病變、髓鞘糖蛋白抗體神經病變、遠端對稱性多發性神經病變等。不過這類疾病相對少見。

內分泌及代謝性疾病

糖尿病、高三酸甘油脂血症、腎衰竭／尿毒症：血液中過高的血糖、三酸甘油脂、及尿毒會直接傷害周邊神經，造成的麻痛通常從雙側腳底慢慢向上延伸。尿毒症也可能造成局部組織增生、壓迫神經，或是因尿毒堆積導致腦部病變。

低血鈣：鈣離子是神經傳導的重要物質，而缺鈣造成的麻木通常位於腳趾。

甲狀腺低下：甲狀腺機能低下，容易造成周邊神經病變及局部壓迫。

缺乏營養素

缺乏維生素B12、B1、E、銅離子，及B6缺乏或過量，都可能造成神經的營養或代謝不良，進而造成麻痛。另外，接受減重手術後也可能因為短時間內營養素缺乏，而導致麻痛產生。

藥物或毒素

酒精：慢性酒精過量會造成周邊神經病變，包含酒精對神經的傷害，以及酗酒常合併的營養素缺乏。麻痛感通常會從腳趾逐漸向上到腳掌、腿，尤其是晚上特別嚴重。可能還會伴隨肌肉萎縮及本體感覺異常。

藥物：部分化療藥物（順鉑、長春新鹼、阿糖胞苷、沙利竇邁、紫杉醇）、抗生素（甲硝唑、呋喃妥因）、抗病毒藥物（齊多夫定、司他夫定、拉米夫定）、及抗癲癇藥物（苯妥英）會造成周邊神經病變；而托吡酯也容易造成感覺異常。

重金屬（鉛、砷、汞、鉈）及己烷可能來自於職業暴露，其中己烷的症狀和慢性酒精過量類似。

放射治療：一旦放射治療的區域涵蓋腰薦椎神經叢，就可能產生神經病變，症狀在放射治療後數年仍有機會出現。如果骨盆神經受到嚴重影響，甚至可能造成馬尾症候群。

大血管病變

腦中風及暫時性腦缺血：如果中風區域剛好位於感覺中樞或腦幹，就可能造成該區域支配的肢體麻木。

偏頭痛：有些偏頭痛的預兆包含肢體麻木，或因為使用麥角類藥物造成發麻。

周邊血管病變：如果周邊動脈阻塞造成肢體缺血，會產生麻痛、蒼白、發冷、缺乏脈搏，甚至無力，位置通常由腳部開始。

感染

愛滋病毒可以直接感染神經根，或讓巨噬細胞產生神經毒素，也有可能因為免疫缺乏而造成其他病毒感染（如巨細胞病毒）進而造成神經病變。

人類嗜T淋巴球病毒會造成脊髓病變，產生背痛、下肢無力、麻痛及大小便異常。

帶狀皰疹病毒會侵犯神經根，造成支配區域麻痛、產生水泡。

神經性梅毒會在下肢產生多發性神經根病變，也會影響脊髓神經，造成步態不穩、肌腱反射消失、震動和本體感覺異常。

其他較少見的如痲瘋病、萊姆病……等，也會造成周邊神經病變。

心因性疾病

恐慌症發作可能合併過度換氣，造成嘴巴周圍及肢體末端麻木。

轉化症可能將心理因素轉為生理上的不適，而麻木是很常見的主訴，但卻沒有明顯的病灶。

血管炎及發炎性疾病

不正常的免疫會造成自體抗體堆積在神經周圍，產生發炎反應並造成神經病變。

常見的原因有：全身性紅斑性狼瘡、多發性結節性動脈炎、過敏性肉芽腫性血管炎、肉芽腫多發性血管炎、顯微多發性血管炎、乾燥症、類肉瘤病等。此類症狀通常伴隨疼痛。

基因異常

若基因異常影響神經纖維結構，就可能產生神經病變，如：遺傳性運動感覺神經病變、遺傳性感覺及自律神經病變、遺傳性壓力易感性神經病變。基因異常也可能造成細胞代謝異常、影響髓鞘的形成，如：成人葡萄糖多聚體症、低脂蛋白血症、雷弗素姆疾病、法布瑞氏症……等。

所以……阿嬤到底為什麼腳麻沒感覺？

狀況一：如果阿嬤的腳麻是突然發生、越來越嚴重，甚至伴隨肢體無力或大小便失禁，請趕快帶阿嬤去醫院，檢查會不會是腦中風、脊椎腫瘤壓迫或急性神經炎等需要儘快治療的疾病。

狀況二：假如阿嬤腳麻已經很久了，那建議帶阿嬤到門診讓醫師評估，看看是否需要進一步檢查，「神經電生理檢查」是檢查神經很常用的診斷工具。

相關文章

神經電學生理檢查

上冊第三章第一篇第136頁

參考資料：

1 Assessment of paraesthesias. Updated Nov 01, 2018. Located at: BMJ best practice.

第二章

疾病

胸椎椎間盤突出

張軒侃
臺北榮民總醫院神經外科 主治醫師
國立陽明交通大學醫學系外科 助理教授

椎間盤就像是在脊椎中每個脊椎骨之間充當減震器的墊子，每個椎骨之間有一個椎間盤連接；每個椎間盤都有一個稱為纖維環的堅固外環，以及一個稱為髓核的柔軟果凍狀中心。

纖維環是椎間盤的外層和最強韌的組織，它實際上是一條強韌的韌帶，將每個椎骨連接在一起；椎間盤中間的髓核主要有減震的效果。當椎間盤的外纖維環受損，椎間盤內較軟的組織就會受壓力被推擠入脊椎管腔的空間內。

在胸椎，一般脊椎管腔空間不大，脊髓周圍幾乎沒有太多額外的空間，所以當胸椎出現椎間盤突出時，就可能非常嚴重，在某些情況下，胸椎椎間盤突出的第一個症狀是腰部以下的癱瘓無力。還好和腰椎比起來，通常胸腔區域很少發生椎間盤突出。

椎間盤突出引起症狀通常有兩種方式：椎間盤的髓核破裂突出到椎管內、對椎管內的神經造成壓迫；還有一些醫學證據顯示，髓核物質會對神經根產生化學性的刺激。

神經根上的壓迫和化學刺激都會導致神經根功能出現問題，兩者一起會導致神經傳導經過的身體區域的疼痛、無力或麻木。

胸椎椎間盤突出的症狀

背痛是椎間盤突出常見的症狀，但也可能沒有背痛的現象；椎間盤突出的症狀來自對神經的壓力和刺激。

在胸椎區域的椎間盤突出，可能導致腿部的完全麻痺。胸椎間盤突出的症狀通常包括：疼痛傳遍全身並進入一條或雙腿，一側或雙腿區域麻木或刺痛，單腿或雙腿的某些肌肉無力，單腿或雙腿反射增加可導致雙腿痙攣。

胸椎椎間盤突出的診斷

診斷胸椎椎間盤突出，醫師首先會進行完整的病史詢問和進行身體理學檢查。

病史詢問包括：

- 你有沒有受傷？
- 痛點在哪裡？
- 你有麻木嗎？在哪裡？
- 你有肢體無力的現象嗎？在哪些肢體有這個現象？
- 你以前有過這個問題或類似的問題嗎？
- 你最近有沒有體重減輕、發燒或生病？
- 排便或排尿方面有沒有問題？（這個現象可以了解是否有來自突出的椎間盤對「脊髓神經主幹」或通往腸道和膀胱的神經施加壓力。如果發生這種情況，需要立即進行手術。）

身體理學檢查方面，醫師可能會建議對背部中段進行放射線檢查。

常規放射線檢查不會顯示椎間盤突出，但可以讓醫師了解脊椎骨退化的狀況，並可能顯示問題的其他原因。

目前診斷椎間盤突出症的最常見檢查是核磁共振。如果懷疑椎間盤突出，核磁共振可以準確診斷出來，但在無法實行核磁共振的情況下，脊髓造影和電腦掃描，則可作為代替的檢查（在放射線之後）。

影像檢查之外，神經電生理檢查（例如：肌電圖和運動誘發電位檢查和感覺誘發電位檢查）可以確認您腿部的疼痛實際上來自受損的神經，進行手術之前，可能需要進行這些測試來評估神經受損的程度。

相關文章
神經電學生理檢查
上冊第三章第一篇第136頁

胸椎椎間盤突出的治療——保守治療或手術

・保守治療

若醫師診斷椎間盤突出情況不嚴重，通常會建議病人觀察並追蹤即可，或是先使用止痛藥物做症狀治療。如果疼痛是可以忍受的，並且沒有出現肢體無力或麻木的進展，醫生可能只會建議持續觀察或休息即可。

根據疼痛的嚴重程度，醫師也會使用幾種不同的藥物控制疼痛。目前臨床使用的止痛消炎藥通常有助於減輕疼痛，如果不能控制疼痛，醫生可能會進一步使用更強的止痛藥，如類嗎啡止痛藥。真正的嗎啡類止痛藥，在臺灣幾乎只能在醫院中使用。

・手術

症狀嚴重且神經壓迫明顯，造成無力、麻木及大小便問題的病患，有相當大的機率須接受手術治療，例如：椎板切開手術和椎間盤切除手術。

「傳統手術」方式跟「顯微微創手術」方式皆可以達到對神經減壓的效果，手術術式的選擇須視病患的狀況做「客製化」判斷，需不需要打骨釘做內固定手術也要視病患的狀況而定，病患應與醫師做詳細的溝通，了解自己需實行的手術。

相關文章

胸椎椎間盤切除
下冊第三章第一篇第170頁

黃韌帶鈣化

葉美吟
臺北榮民總醫院神經外科　主治醫師
國立陽明交通大學醫學系外科　講師

所謂的「脊椎骨」，又叫「龍骨」。一節一節堆疊聚集的脊椎骨，就像是建築物最重要的鋼骨結構，對於身為直立行走生物的人類而言，十分重要。

脊椎骨的構造

由脊椎骨圍起來的脊髓腔，有人體最重要的中樞神經系統——脊髓神經。一節一節的脊椎骨由關節、韌帶和椎間盤支撐起，韌帶又分位於脊髓腔前方（脊椎骨後方）的後縱韌帶，與位於脊髓腔後方的黃韌帶。這些支撐的關節韌帶會隨著時間流逝慢慢退化，為了穩固結構，這些韌帶會逐漸增生肥大，最終往脊髓腔擠壓，當壓迫到脊髓神經時，就會讓病人產生症狀。

黃韌帶主要位於脊髓腔後方，由百分之八十的彈性纖維和百分之二十的膠原蛋白纖維組成，連結著相鄰的兩節脊椎骨並分成兩個部分。黃韌帶鈣化就是黃韌帶慢性退化後產生鈣化，使脊髓神經和脊髓神經根受到壓迫，造成程度不一的神經學症狀。

黃韌帶鈣化怎麼來的？

首先，人體系統性的成因，例如：遺傳、醣類不正常代謝、鈣質不正常代謝、性荷爾蒙異常分泌、及韌帶的退化……等，都有可能導致黃韌帶鈣化。

其次，機械應力刺激也會影響。研究發現，活動時附著於脊椎骨上的韌帶，會受到機械應力刺激，軟骨細胞在刺激下會被活化，並產生大量的第二型膠原蛋白，接著在軟骨內骨化的過程中變成第一型膠原蛋白，就會形成黃韌帶鈣化組織[1]。

中下段胸椎常看到黃韌帶鈣化發生，是因為當胸腰椎進行旋轉彎曲運動時，強烈的牽引力就會作用在黃韌帶上。雖然胸椎是最常見的發生位置，但頸椎和腰椎也偶爾會發生。

常見的症狀是神經管腔壓迫造成的神經學症狀[1, 2]，例如：背痛、背部肌肉僵硬、疼痛，接著進展成麻木感、下肢肌力下降、步態不穩，甚至影響大小便功能。

如果已經出現下肢痙攣性痲痺或是弛緩性痲痺，很有可能已經產生脊椎圓錐症候群，必須盡快就醫。

除了依據臨床神經學症狀來判斷，還需要搭配該部位的放射線、電腦斷層檢查來綜合評估。

核磁共振檢查可以提供神經軟組織相關的詳細影像資訊，一般在治療前或是手術前進行。

醫師有時也會安排神經電生理檢查。透過這項檢查可以得知神經壓迫的狀況，在手術減壓時也是提供神經監測的一項利器。部分病人可能發生術後短暫神經功能比術前更差的情況，但只要術中神經監測數值沒有改變或是消失，絕大部分經過復健後，復原效果都會如預期改善。

黃韌帶鈣化的手術治療

保守治療無效者、步態嚴重不穩痙攣者、下肢嚴重無力者、大小便功能受障礙者，醫師通常會建議積極地考慮早期手術減壓治療[1, 3]。

雖然黃韌帶鈣化是靜態壓迫性疾病，但鈣化狀況極有可能隨時間進展而更加嚴重。另外，當同一脊椎節段同時具有黃韌帶鈣化及後縱韌帶鈣化，使神經主幹處於被前後夾擊狀況的病人，也建議要採取積極手術治療，避免因為稍有不慎而導致神經損傷的嚴重後果。

黃韌帶鈣化的減壓手術治療方法包括：開放式椎板切除術[3]、半椎板切除術等，手術主要目的是移除鈣化的黃韌帶。

脊椎硬腦膜同時鈣化並與黃韌帶相黏也是常見的情形，此時需要將鈣化的硬腦膜一併切除，但會保留蛛網膜部分，避免嚴重的腦脊髓液外漏。

一般來說，手術切除後方的鈣化黃韌帶，就可以有效達到減壓效果。小部分內側的脊椎面關節被切除並不會影響穩定，所以大部分情況不需額外打植入物固定，但還是必須視個別情況而定。

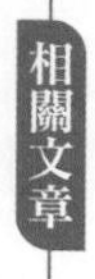

胸腰椎椎板切除術

下冊第三章第三篇第181頁

參考資料：

1. Hirabayashi S. Ossification of the ligamentum flavum. *Spine Surg Relat Res*. 2017;1(4):158-163.

Kim SI, Ha KY, Lee JW, Kim YH. Prevalence and related clinical factors of thoracic ossification of the ligamentum flavum-a computed tomography-based cross-sectional study. *Spine J*. Apr 2018;18(4):551-557.

Wang T, Du C, Zheng X, Sun Y, Liu X, Kou J. Surgical strategies for thoracic myelopathy due to ossification of ligamentum flavum: A technical note based on radiological type. *Turk Neurosurg*. Jun 20 2017.

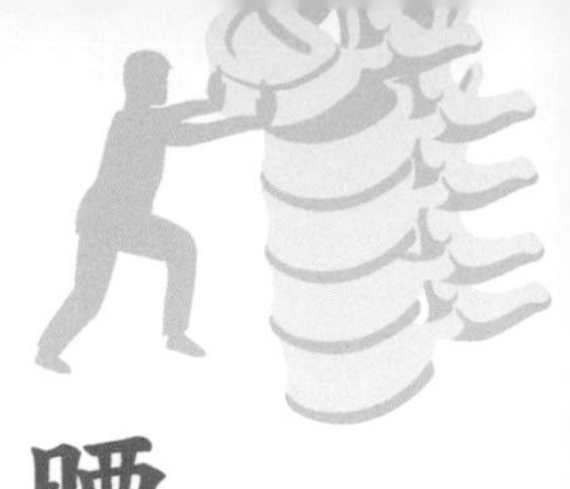

腰椎椎間盤移位

柯金柱
臺北榮民總醫院神經外科　主治醫師
國立陽明交通大學醫學系外科　助理教授

脊椎讓人類站立 既重要又脆弱

高聳入雲的摩天大樓拔地而起，靠的是堅韌不堅的鋼筋水泥，一層一層穩定地向上疊加，讓住在裡面的人們免受風吹雨打。如果把人的身體想像成摩天大樓，人體最重要且脆弱的脊髓神經是依賴由脊椎圍成一圈的神經管腔來保護，不受外在環境的撞擊。

靠著脊椎這個特殊構造，人類才能夠發展到雙腳站立，進而空出雙手創造文明。

為了應付生活中所需要的跑、跳，脊椎除了堅硬的脊椎骨，還需要適度的活動性及減震力，所以造物主給了脊椎動物「椎間盤」。

「椎間盤」顧名思義就是在兩個相鄰的脊椎骨間一個具有彈性的盤狀結構，可以吸震緩衝，並且提供相當的活動度，讓脊椎不會像竹子一樣硬邦邦，最後在每一節或數節之間再綁上像橡皮筋一樣的韌帶作為輔助。這樣，一條既穩定又能夠扭動的脊椎就完成了。

有彈性又吸震的椎間盤

椎間盤長得像餅皮很厚的紅豆餅，是由較為堅韌的外環（較硬的餅皮）與水水嫩嫩、頗有彈性的膠質髓核（鬆軟可滑動的紅豆內餡），以及最外層負責輸送養份給椎間盤的軟骨板所共同組成。

椎間盤夾在兩個相鄰的椎體之間，隨著內餡的滑動可以提供兩節脊椎之間適度的活動，而堅韌的餅皮也會限制內餡的流動不至於太過。此外，由上而下的震盪也可以由具有彈性的椎間盤構造來吸收。

從頸椎、胸椎到腰椎，雖然每一節都有椎間盤，但由於腰椎處於脊椎的最下段，承受了上半身全部的重量，而且活動度僅次於頸椎，所以腰椎是最常發生椎間盤病變的位置，尤其是最下端的腰椎第四和第五節之間，以及腰椎第五節和薦椎之間的位置。

就像人的臉皮會隨著老化、逐漸流失水份而變得鬆垮，髓核也可能隨著年紀增長、逐漸流失水份而沒有彈性。不當使用或者自然退化也可能讓堅韌的外環產生裂痕。

這時候椎間盤的結構已經不像年輕時那樣穩定了，每一次增加負重就可能會腰痠，還好只要適度平躺休息就能緩解。這個程度的退化，患者通常還不自知，以為只是一般跌打損傷。

當椎間盤持續退化再經過一段時間，直到經歷一個較劇烈的撞擊或震盪，讓脆弱的外環裂痕進一步擴大，以至於連一部分的髓核也同時擠了出來，這就是所謂的椎間盤移位。

外環為了把高壓的髓核約束在其內，構造上是極為堅韌的，也因此才承受得了上半身的重量以及額外的負重。而今外環破裂了，瞬間讓高壓的髓核衝出到原本不應該有任何壓力的神經管腔。

還記得嗎？脊椎最重要的功用就是圍成一圈神經管腔來保護脊髓神經，但現在不只保護不了神經，甚至直接壓迫到神經，這不是幫倒忙嗎！？

腰椎椎間盤移位的危險因子

年長伴隨的退化是最常見的風險，但缺乏運動導致背部和腹部等核心肌群無力，進而無法正確支撐脊柱，或是平常不活動的人突然進行過度劇烈運動時，也可能瞬間超出其椎間盤的負荷。

需要抬舉重物和扭轉脊椎的工作，也可能長期增加椎間盤的壓力，造成慢性損傷。另一個極端是長期在辦公室工作的人坐姿不良，或像幼兒園老師長期蹲坐在地板上陪小孩……等，這些雖然不是粗重的工作，但也會因為增加椎間盤壓力而提早退化。

相較於其他脊椎退化疾病，椎間盤移位的好發年紀明顯更小，二十五到四十五歲的青壯年人是最好發的族群。這也造成臨床上一個困境：常常年輕患者已經確診了，但他們的父母親卻不相信子女會得到這個看似老人才會得的脊椎疾病。

在此要趁機作個補充說明：椎間盤是軟骨的結構，與印象中老人因為長年退化、骨質增生而形成的骨刺完全不同，千萬不要把椎間盤移位當成老人專屬的骨刺看待。

典型又不典型的椎間盤移位症狀

臨床症狀端看椎間盤移位的程度與位置而定。

在剛開始只有外環裂縫的時候，可能在久坐、久站或是長期負重的情況下才會感覺到腰痠，這時因脊椎整體結構變得不穩定，需要其他構造（如韌帶、核心肌群）來幫忙，但這些構造平時缺乏訓練，也會累啊！結果就拉傷了自己。

當外環反覆受傷而退化時，就會引起發炎反應，甚至引來痛覺神經纖維的新生，之後只要椎間盤一受力扭曲，就會刺激這些痛覺纖維而引發疼痛。這時候的腰痛應該是「中軸痛」，也就是多集中在身體中線的地方，還不會有放射狀分佈的表現。

這個階段的治療，除了以藥物緩解疼痛症狀，應該多著墨在教育患者如何避免進一步惡化。

實際作法主要以改變生活習慣為主：如減少久坐久站或經常性負重、平時注意坐姿、減少彎腰駝背、不躺在沙發或床頭看書、看電視。因為這些姿勢都會增加椎間盤內壓力，也容易拉傷韌帶。平常在身體很舒適的狀態下，可以多做瑜伽等伸展運動延展肌腱韌帶、訓練核心肌群增加肌力。

有些年輕患者無法忍受中軸痛，此時可以考慮以手術進行固定融合或活動式固定。

當外環進一步退化，使椎間盤變形而往四周鼓出，甚至裂縫大到連髓核都擠到神經管腔裡，就是典型的椎間盤移位了。

這個階段的症狀比前述來得更嚴重，常常只是咳嗽、打噴嚏都能引起無法忍受的疼痛或者觸電感，確切的症狀則視椎間盤移位所造成神經壓迫的位置與程度而定。

多數情況，髓核擠出來的位置會在脊椎單邊的後外側，而造成該側的神經根壓迫。腰椎神經根病變呈現很典型的放射狀分佈的痠痛麻刺，搭配身體檢查，有經驗的神經外科醫師常常一眼就心裡有底了，最後再配合磁振造影檢查作最後的確認。

臨床比較有挑戰性的狀況是，如果髓核擠出來是在偏向中間的位置，那麼患者不見得會表現出前述那種典型的放射狀症狀，而是只有腰痛而已。這種情況很容易被當成一般的跌打損傷，臨床上可能要多看幾趟才能發現問題。

這個狀況在診斷上確實有實務上的困難，因此要呼籲民眾，對醫療現況多點體諒，千萬不要動不動就把「誤診」兩個字掛在嘴上。最實際的作法是：平心靜氣地跟醫師溝通，醫師自然會調整診治方向、安排必要的檢查。因為醫師自己也很擔心沒有看出腰椎最嚴重的急症——馬尾症候群！

腰椎疾病的急症——馬尾症候群

多數腰椎的問題都是以痠、痛、麻、刺等不適為主，較少會造成下肢無力。因為在解剖結構上，脊髓走到了腰椎上段，就已經分化成像馬尾一樣一條一條的神經纖維，即便某條神經纖維受到壓迫損傷，頂多也只是該條神經掌管的局部肌肉萎縮無力（比如垂足），而不會造成整個下肢癱瘓。

唯一的例外，就是最讓醫師緊張的馬尾症候群。

如果壓迫的位置發生在胸椎到腰椎上段這一個脊髓「正在」或「尚未」分化成馬尾的地區，那麼被壓迫的是「整束」的脊髓。可想而知，其掌管的功能都會受到影響。除了疼痛之外，還會造成下肢無力、會陰部麻木、大小便無法自排、性功能障礙，甚至出現下半身癱瘓的狀態，這就是馬尾症候群。

馬尾症候群是腰椎疾患最緊急的狀況，需要以緊急手術減壓，而且越早減壓，神經受到的傷害越小、術後越有機會恢復；如果不幸延遲，常常留下永不可逆的神經損傷。

而造成急性發作的原因，最常見的除了惡性腫瘤壓迫，還有瞬間擠出來大坨的椎間盤移位所致。

椎間盤移位的治療

輕微程度的椎間盤移位，通常會先嘗試保守治療，也就是先以藥物消炎止痛、放鬆緊繃的肌肉；配合復健治療也可以加強放鬆的效果。

必須注意的是，保守治療的目標是症狀治療，千萬不要預期移位的椎間盤會自己跑回去，這是不符合物理原則的！因為髓核是從高壓處（椎間盤內）往低壓處（神經管腔）跑，直到被神經頂住才停止。你怎麼會期望能隔著神經，再把擠出來的髓核推回去呢？所以即使保守治療見效了，仍要留意姿勢與後續的訓練，希望病情能停在這個地方。

如果經過數週到數月的保守治療都沒效，或是就醫時已經有肌肉無力（垂足）等較嚴重症狀，就需要積極的以手術進行減壓。不同醫師可能有不同做法，但相同目標都是把壓迫神經的髓核移除。

當代的手術都是全身麻醉、在顯微鏡下完成的，安全性增加不少。加上近年來醫療科技進步，如果經濟能力許可，止血凝膠、脊膜黏膠、以及防沾黏凝膠的使用，也都能大幅提升手術的效率。

過去患者常有「開刀會癱瘓」的舊觀念，其實反而不太常見。比較實際的手術風險是：小於百分之五機率的脊膜破裂併腦脊液滲漏、神經根損傷，可能會有局部神經症狀、或者需要再次手術修補的可能性。

此外，由於椎間盤外環無法直接修補，所以這個手術仍會有百分之二到十五的復發機率，術後仍須長期保養。若不幸復發，可能需要再次手術。

腰椎椎間盤移位手術治療選項

手術的目的是移除壓迫神經的髓核，醫師會針對患者的不同需求，建議不同的術式：

- **單純微創減壓手術：**

包括內視鏡手術與顯微鏡手術，在背後切一到三公分長的傷口，直達椎間盤處移除病灶。好處是對肌肉組織破壞少、術後恢復快，通常術後一到三天就可以出院。

這個手術能夠達到減壓效果，確實能緩解神經根病變引起的下肢麻痛；但患者必須明白，這個病態的椎間盤本身已經是不健康的，所以如果沒好好保養，仍會有腰痠等脊椎不穩定的表現。

再者，病態的椎間盤仍有百分之二到十五的復發機率，尤其又以姿勢不良、需要負重的工人機會較高。

- **微創減壓手術合併活動式內固定手術：**

因應上述腰痠與復發的缺點，患者可以考慮在手術的同時，加打一些輔助穩定的植入物。

這裡說的植入物包括：脊棘間撐開器、經椎弓鋼釘穩定器。目前有很多廠牌，但都需要自費使用；健保給付的固定式鋼釘則是用來作骨融合使用，如果用在椎間盤移位手術，會損失脊椎活動度，通常不太推薦。

因為這手術就是在單純微創減壓手術之外，再加上植入物的放置，等於是兩個手術了，所以手術傷口會大兩倍，手術時間也會是兩倍長，術後住院天數大概要延長到三至六天。好處是未來可能比較不會腰痠、比較不用天天擔心復發（但仍然不是零復發率喔！）。

相關文章

腰椎椎間盤顯微切除手術
下冊第三章第十篇第231頁

棘突間撐開固定器
下冊第三章第十一篇第236頁

內視鏡腰椎間盤手術
下冊第三章第十二篇第243頁

腰椎椎間盤移位手術的術後照顧

手術後需要穿戴圍腰一至三個月；可以的話，最好請假休養一至三個月。

這裡說的「休養」並不需要患者完全臥床休息，其實術後很快就可以走路散步，甚至開車、騎車了。只是醫師通常不希望患者太早回到職場，因為工作場合難免需要長時間的體力負荷，怕會引起額外的肌肉拉傷，徒增困擾。

患者常會擔心「開完刀這個不能做、那個不能做」，其實這又是另一個很大的誤解。基本上手術前可以做的，手術之後依然都可以做，只不過醫師會希望患者多注意生活上的一些小習慣，譬如姿勢等。

總而言之，唯有徹底改變壞習慣，才能保持治療效果，再也不用一天到晚跑醫院！

脊椎滑脫症

葉美吟
臺北榮民總醫院神經外科 主治醫師
國立陽明交通大學醫學系外科 講師

六十幾歲的王太太，有下背痛的問題已經好一陣子了，原來以為是老化的自然現象，貼一下隨處可以買到的外用膏藥，涼涼的就可以稍微舒緩。沒想到越來越痛，只要走幾步路兩腿就又麻又痛、得要喘口氣或坐下來休息才能好一點；到最後，王太太甚至感覺腿部越來越沒有力氣……。在子女堅持下，王太太終於到神經外科門診看診，並且很快就被確診是「脊椎滑脫症」。

什麼是脊椎滑脫？

脊椎滑脫最常見的症狀包括：下背痛、腰部痠痛、下肢麻痛、下肢無力、無法久坐久站……等，尤其提搬重物或彎腰時，症狀會更明顯。對照王太太的情況，果然非常吻合。

「脊椎滑脫症」指的是脊椎椎體位移滑脫，通常是因為脊椎椎間盤與小面關節的退化引起，也有部分病人因為椎弓骨折後的加速退化造成。最常發生脊椎滑脫的部位是腰椎，尤其是腰椎第五節和薦椎第一節之間。

臨床上將脊椎椎體滑脫，依程度分為五級：滑脫程度在百分之二十五以下為第一級，百分之二十五到五十間為第二級，百分之五十到七十五間為第三級，百分之七十五到一百為第四級。第五級則是超過百分之百，也就是完全錯位。

脊椎滑脫症發生的原因有：退化型、創傷型、發育不良型、峽部型、病理型和術後造成。

嚴重的脊椎滑脫 咳嗽、打噴嚏就痛得受不了

脊椎滑脫症的病人，一般在神經學檢查上可能不會有太大的異常；但如果是退化型脊椎滑脫的病人，則很容易就會見到神經根壓迫的情形。

長期的退化型脊椎滑脫，會造成背部肌肉僵硬緊張、外側大腿肌肉緊繃，日積月累就會導致日常姿勢、步態的改變，身體軀幹長久代償的結果，病人就會出現前傾或半後凸的姿勢。

當病人因為步態蹣跚而越來越不願意活動，或無法維持平時的運動，就會讓肌肉因為缺乏使用而明顯萎縮。同時，也可能出現廣泛性下背疼痛，以及坐骨神經引起從臀部到大腿後側或小腿的間歇性疼痛。

不只如此，還可能會出現刺痛及下肢麻木，而且只要咳嗽、打噴嚏，或是原本坐著想要站起來時，就會痛得受不了。還有部分病人甚至會有「滑動感」。

如果有這些症狀，就要趕快到神經外科門診做進一步的檢查。神經外科醫師會先進行基本的身體理學檢查及神經學檢查，並依據檢查的結果，進一步安排放射線攝

影、電腦斷層攝影、核磁共振造影……等影像學檢查與神經電生理檢查。

相關文章
脊椎相關的放射線檢查
上冊第三章第二篇第141頁

脊椎滑脫的治療——神經減壓、穩定脊椎結構

脊椎滑脫症的治療，主要以症狀和影像檢查來判斷，大多數脊椎滑脫第一級和部分第二級的病人通常會先以較保守的藥物治療及持續追蹤來觀察；如果保守治療無效，神經外科醫師就會建議病患考慮以手術處理。

無論脊椎滑脫是哪個分級，醫師的目標不外乎兩個重點：神經減壓以及脊椎結構的穩定。除了將脊柱調整到應該有的曲線並將其固定，還需要將壓迫神經的退化組織或創傷組織移除，使神經重新回到沒有壓力的狀態，才能加速術後的復原速度。

退化型脊椎側彎

張軒侃
臺北榮民總醫院神經外科 主治醫師
國立陽明交通大學醫學系外科 助理教授

八十幾歲的鄒阿嬤，原本個子就很嬌小，大概只有一百五十幾公分，這幾年孫子過年返鄉，每年都發現阿嬤好像「一直在縮水」，一量身高竟然只剩一百四十幾公分。從背影看，阿嬤肩膀、屁股一高一低越來越明顯，實在很擔心，好說歹說，鄒阿嬤才願意在孫子的陪同下，到醫院求診。

類似鄒阿嬤這樣情況的老人家並不少見，大部分都是罹患老人家常見的病痛——退化型脊椎側彎。

什麼是退化型脊椎側彎？

退化型脊椎側彎也稱為成人型脊椎側彎，是因作為脊椎活動部分的小關節和椎間盤退化，引起脊椎前後或左右彎曲。年齡增長，退化情況和產生的脊椎不對稱會隨著時間推移而緩慢發生，發生原因與標準青少年脊椎側彎完全不同。

退化型脊椎側彎的臨床症狀範圍可以從鈍性下背痛，到從腿部向下傳遞難以忍受的刺痛或痠痛感覺，也就是大家耳熟能詳的「坐骨神經痛」，行走將會變得困難，甚至無法行走。

退化型脊椎側彎如何發展？

在健康的人體中，脊椎小關節可以幫助脊椎順利彎曲活動，椎間盤就像墊子般吸收脊椎骨之間的震動。

然而隨著年齡衰老，關節和椎間盤自然退化，與導致骨關節炎和椎間盤退化性疾病的過程相同；對某些人來說，這些退化過程會加速、引起更多症狀。舉例來說，當脊椎一側的退化更明顯或更前傾，可能導致退化型脊椎側彎。

退化型脊椎側彎通常位於腰椎及胸腰椎交界處的下背部，當脊椎在一側或另一側異常彎曲時，會形成輕微的「C」形。

根據脊椎放射線片上的角度測量，任何大於十度的側向脊椎彎曲，都被認為是脊椎側彎。

退化型脊椎側彎引起的疼痛

退化型脊椎側彎的疼痛症狀和腰椎骨關節炎或腰椎退行性椎間盤疾病類似，引發的不適則有以下幾種類型：

- 中下背部鈍痛或僵硬
- 類似被電到的背痛，可能從臀部放射到腿部
- 下背部出現針刺感疼痛、麻木，可能從臀部向下輻射到腿部

・走路時出現劇烈的背部和腿部疼痛，無法長時間行走，或甚至因疼痛而無法行走，休息後可減輕症狀。

通常疼痛的主要來源是一般脊椎關節發炎或脊椎神經壓迫，而脊椎的異常側彎和過度前傾造成的背部強烈疼痛，也會是疼痛來源。

退化型脊椎側彎的進展過程

由於許多退化型脊椎側彎從未出現顯著症狀、未被診斷出來，因此很難確定到底有多少人患有退化型脊椎側彎。臨床研究估計，六十歲以上人口至少有百分之六十患有輕度退化型脊椎側彎。

當出現退化型脊椎側彎症狀時，通常會逐漸開始產生疼痛。最常見的早期症狀是中腰到腰部的鈍痛或僵硬，可能時好時壞，此時醫師大多會建議採取非手術及保守治療選擇，例如：物理治療、藥物治療或避免劇烈活動，對大部分病例通常有改善效果。

在少數情況下，如果已經進行了多次保守治療，但疼痛持續存在、惡化，或對生活品質產生嚴重影響時，醫師就會建議考慮脊椎側彎矯正手術。

儘管有症狀的退化型脊椎側彎的主要族群多半在六十歲以上，但手術仍可以有一定程度改善的症狀及生活品質。醫師會在執行手術前作完整評估，考量其他與年齡相關的風險因素，例如是否有骨質疏鬆或評估心臟功能狀態。

成人脊椎側彎與青少年脊椎側彎

病患和家屬對於臨床專用術語「脊椎側彎」有時會產生混淆，它通常指的是以下兩種類型的脊椎側彎：

第一類，退化型脊椎側彎：這種類型通常在五十歲以後開始，因為脊椎會因年齡衰老而持續自然退化或磨損，所以也被稱為成人期後開始發展的脊椎側彎，但許多人將其縮短而說是成人型脊椎側彎。

第二類，特發性脊椎側彎：這種類型的原因不明，通常是從青春期開始，稱為青少年特發性脊椎側彎或青少年脊椎側彎。雖然可能在青春期開始出現脊柱側彎情況，但在曲線出現明顯變化之前，並不容易被發現或診斷，有時甚至得到成年後期才會被發現。所以一個病例實際上可能是青少年特發性脊椎側彎，但如果直到成年時才被發現與接受治療，它也可能被稱為成人脊椎側彎。

臨床上，成人脊椎側彎是指骨骼成熟患者的任何脊椎側彎，了解患者的成人脊椎側彎的確切類型，對於擬定確定有效的治療計劃至關重要，因為退化型與特發性脊椎側彎的成因不同，治療方式也大不相同。

當退化性脊椎側彎嚴重時……

退化型脊椎側彎導致脊髓或神經根受到增生的骨刺壓迫，可能是因為狹窄（椎管變窄）或是脊椎嚴重彎曲，都可能讓神經功能受到損害。最初的表現可能會是為背部劇烈或類似電到的疼痛，可以向下輻射到臀、腿部，或向下輻射到腿部的刺痛或麻木，通常被稱為坐骨神經痛。

儘管病患不一定出現坐骨神經痛，多半有症狀的病人會產生逐漸嚴重的下背痛，導致行走困難。這類病人可能會需要進一步的藥物、復健，甚至手術治療。

常見的退化型脊椎側彎症狀

退化型脊椎側彎的典型症狀包括：

- 疼痛逐漸發生。退化型脊椎側彎引起的背痛不會突然開始，而是隨著時間的推移慢慢惡化，並且與活動有關。最初的疼痛可以從鈍痛或僵硬開始，通常位於下背部或較少發生在中背部。
- 早上疼痛更嚴重。早上起床後，疼痛往往會隨著一天活動增加更加劇烈，有些病患起床開始走動後疼痛會有所改善。然而，疼痛會在一天結束時或劇烈活動後再次惡化。
- 坐著感覺比站著或走路好，通常躺下時會有更明顯改善。大部分的疼痛由小關節產生，當站立時它們有更多的壓力負荷；坐著或躺下時可以減輕這些關節負荷的壓力和重量。

- 姿勢變化。由於脊椎逐漸彎曲和退化，肩膀和臀部可能會變得不均勻，並且人會變矮或變得前傾。

我的退化性脊椎側彎需要就醫嗎？

退化性脊椎側彎症狀會隨著時間的推移而惡化，最終干擾日常活動。當脊椎退化或曲線彎曲發展到一定程度時，可能會開始發生以下情況：

- 神經根壓迫症狀：當神經根受到壓迫，例如骨刺過度增生或椎間孔（神經根離開脊椎的孔腔）中的骨刺，可能會出現神經根症狀。這些症狀可能包括疼痛、刺痛、麻木或無力，向下輻射到臀部、大腿、小腿或足部。在某些情況下，神經根疼痛會感覺灼熱或類似電到。神經根症狀通常只在身體的某一側發現。
- 神經性跛行：當腰椎管腔變窄，也就是「腰椎狹窄」，受壓迫的神經可能導致患者行走時出現腿部疼痛或肌肉痙攣。通常這種類型的疼痛會同時出現在雙腿上，並在走了一段相對較短的距離後開始，例如一、兩個街區，坐下幾乎可以立即緩解疼痛。

在一些病例報告中，人體向前彎曲或彎曲脊椎也可以減輕疼痛，這就是為什麼有些人發現上坡行走比下坡或平坦表面行走較不痛。病患會發現在購物車或步行器上前傾可以顯著減輕疼痛，或增加可以忍受的步行距離。

然而，嚴重的神經性跛行即使在休息或向前彎曲時有時也會感覺到。

- 嚴重的脊椎側彎或畸形：可能會導致患者前傾（也稱為脊椎後凸）、向側面傾斜，或兩者兼而有之。脊椎的異常旋轉也可能開始產生肺臟、心臟，或其他內臟器官的問題。
- 退化型脊椎側彎很少影響或刺激脊髓或脊髓下方的馬尾神經束，但仍有少數可能會導致嚴重的腿部無力或膀胱腸道控制問題。

退化型脊椎側彎的治療

退化型脊椎側彎治療的主要目標是減輕疼痛和伴隨的任何神經症狀。

雖然側彎可能是疼痛的主要原因，但初期治療並不傾向於矯正側彎曲線，初期曲線也不太可能發展到足以導致畸形的程度。

大多數有症狀的退化性脊椎側彎病例，都可以經由醫療專業人員的指導進行藥物、復健等保守治療，不用手術多數病患就可以得到症狀的改善。

假使無法經保守治療得到症狀的改善，甚至逐漸惡化、產生神經損傷，醫師就會評估手術治療的必要性。目前研究顯示，手術治療能藉由脊椎側彎角度的矯正，明顯改善病患的症狀和神經功能，提升生活品質。

過去的十多年來，脊椎側彎的手術矯正有非常大的進步，從傳統手術到新式的微創手術或混合手術，都帶給病患相當大程度的改善。有這方面需求的病患應與專門進行脊椎側彎矯正手術的醫師詳細討論，以得到最適合且最有效的手術方式。

相關文章

側位腰椎融合手術簡介

下冊第三章第六篇第202頁

成人退化型脊椎側彎的矯正手術

下冊第三章第十四篇第257頁

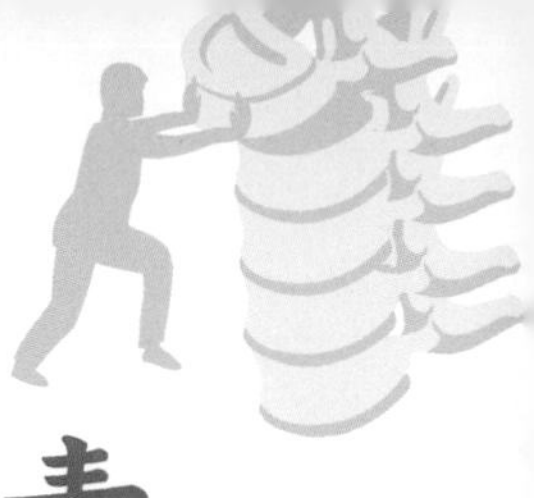

青少年原發性脊椎側彎與先天性脊椎側彎

張鵬遠
衛福部桃園醫院神經外科 主治醫師
國立陽明交通大學醫學系外科 講師

身為神經外科醫師，不只在診間，平常最常被家有青少年的朋友們問到的問題之一就是：我們家孩子怎麼身體看起來歪一邊？有一邊比較凸？肩膀一高一低？或是開學沒多久，開始有家長拿著學校的體檢單來門診，單子上寫了「脊椎側彎」幾個字。

什麼是脊椎側彎？

脊椎側彎包含很多種不同型態的脊椎側彎疾患。根據國際脊椎側彎學會的定義：在青少年時期（十到十八歲）所發展出的脊椎側彎稱為青少年脊椎側彎。

關於兒童及青少年時期的脊椎側彎，又以青少年原發性脊椎側彎及先天性脊椎側彎兩種為主。

青少年原發性脊椎側彎 青少年最常見

青少年原發性脊椎側彎是青少年脊椎側彎中最常見的一種，到目前為止醫學界還找不到成因，但研究發現可能的原因包括：荷爾蒙失調、身體發展不平均，或是肌肉使用失衡等。研究也發現，這類患者中約有百分之三十在家族中有其他脊椎側彎病患，顯示青少年原發性脊椎側彎也可能與基因有關連。

青少年原發性脊椎側彎通常發生在生長較快速的青少年時期，患者大多沒有明顯的腰背疼痛或神經症狀。即便有，也多半只是腰背痠痛這些容易被忽略的症狀。

不過家長也別過度憂慮，因為一般青少年也很常見這類疼痛。而且臨床發現，這類疼痛大多和青少年大量的活動，以及相對較弱的核心肌群有關，未必與青少年原發性脊椎側彎有直接關聯。

要怎麼知道孩子有沒有青少年原發性脊椎側彎呢？這就必須視脊椎側彎變形的程度而定，有時未必有明顯的畸形，但通常經過簡單的理學測試，仍可以發現蛛絲馬跡，常見的便是肩膀高度左右不一，或是骨盆左右高度不一。

另一個常做的測試是請病患彎腰，醫師從後方平視病患的胸廓，則可發現在前彎腰時，胸廓有左右明顯高低落差的狀態時，就可以判斷病患可能有脊椎側彎。

放射線檢查在青少年原發性脊椎側彎的診斷上是最重要也最方便的工具。醫師會以考柏式角度測量來判定是否有側彎（如下圖 1 中的夾角 θ），正常完全挺直的角度為零度，而臨床定義上，要大於十度的程度才會稱為側彎。

至於核磁共振，一般來說不屬於常規性的排檢，多半是在臨床上有發現其他如肢體無力、高反射等神經功能缺失，才會用核磁共振來排除其他病變。

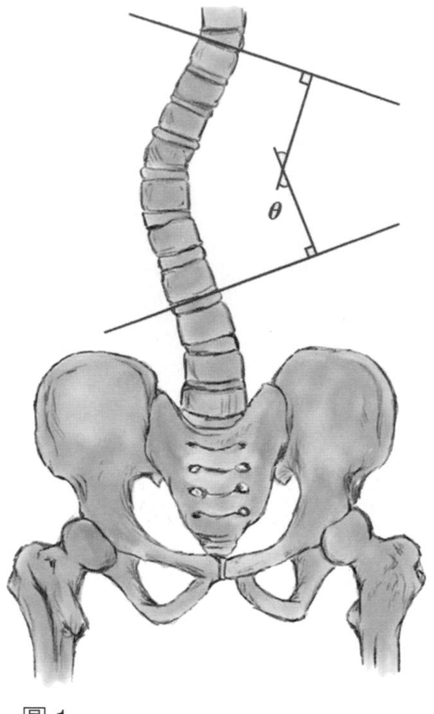

圖 1

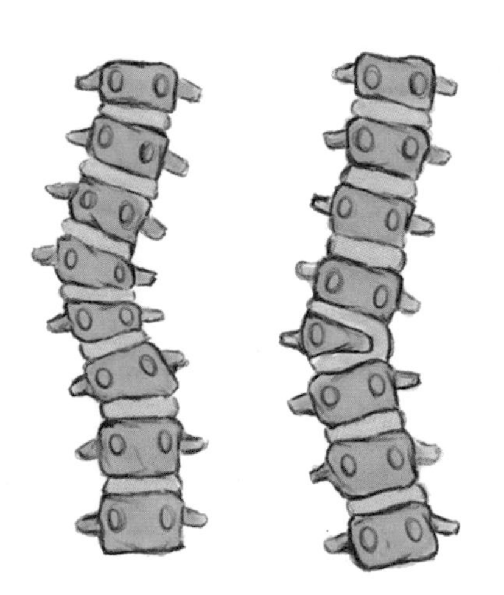

形成不全示意圖
Defects of formation

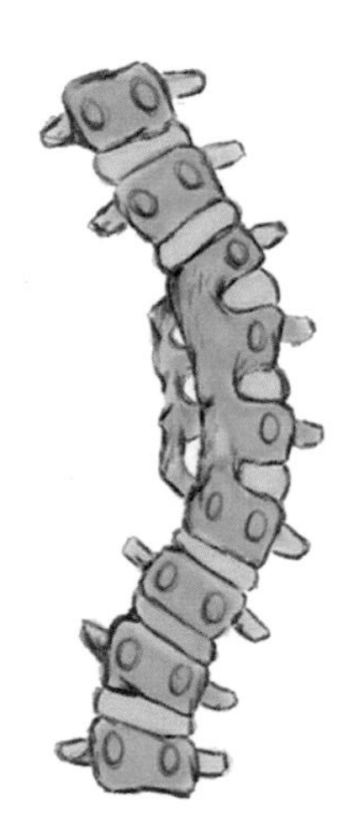

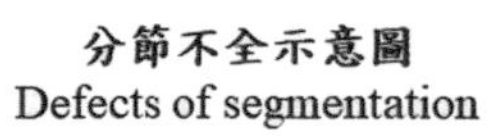
分節不全示意圖
Defects of segmentation

圖 2

先天性脊椎側彎 胚胎形成前六週變異

先天性脊椎側彎則是另一類不同的脊椎側彎疾病。先天性側彎指的是脊椎骨因先天形成不良，也就是在胚胎形成的前六週便發生異常，導致先天性的脊椎變形。

不同於青少年原發性脊椎側彎，先天性側彎的狀況通常不會在其他家族成員裡發現，目前的基因研究也沒有證據顯示其與基因或遺傳有關連性。

先天性脊椎側彎的型態相當複雜，每個小患者所呈現的脊椎樣貌也千變萬化，簡單來說可以大致分為脊椎骨「形成不全」與「分節不全」兩大類（如圖2，這兩類各有許多型態，圖中僅舉出較典型的其中幾種型態示意）。

- 「形成不全」的異常脊椎節段通常會形成楔型。然而根據脊椎骨立體的型態，此楔型異常有可能發生在前、後、左或右側，導致後續該節與上下節相連的脊椎骨，在開始生長之後產生型態不一的變形。

施行脊椎側彎手術醫師通常會以這種描述性的方式，來預估不同變形的脊椎節位後續的生長潛力與變形趨勢，依此來規劃手術介入的策略。

- 「分節不全」的脊椎變形則分為完全無分節或半分節兩種。完全無分節的脊椎骨便是多節脊椎骨完全相連，沒有發展出相關節段的生長板，也因此較沒有後續脊椎骨成長變形的狀況；而半分節的異常則會因部分生長板還存在，導致後續持續性的變形產生。

脊椎側彎如何治療？

不論是青少年原發性側彎或是先天性脊椎側彎，在治療上不外乎分為三個層面：追蹤觀察、矯正輔具的使用、與手術治療。

需要注意的是，由於這兩類脊椎側彎都發生在骨骼肌肉發展成熟之前，因此在選擇治療策略時，無論手術與否，都必須將未來脊椎骨的生長潛能列入評估。

以青少年原發性側彎來說，依側彎角度分為三個階段，治療方式有所不同：

- 成長中且側彎角度小於二十五度的病患，或是已停止發育且側彎角度小於五十度的病患，會建議追蹤治療即可。

- 發育中的病患若是側彎角度介於二十五到四十度之間，為了避免側彎角度惡化，會建議穿戴輔具。
- 發育中且側彎角度大於四十五度者，與已停止生長但側彎角大於五十度的病患，其脊椎側彎的程度有可能隨時間而進展，這類的青少年原發性側彎病患就可能需要手術介入。

脊椎側彎手術的目的有二，除了避免變形的惡化，進一步還可以達到脊椎變形的矯正。常見的手術方式有：利用骨釘與連桿進行脊椎節段的重新調整與固定的後位手術、前位手術，以及前後位混成手術三種。

至於先天性脊椎側彎病患的治療，因為和大部分中等程度側彎都可經由穿戴輔具來有效治療的青少年原發性側彎相比，目前的研究還沒有證據顯示穿戴輔具可以有效避免先天性側彎惡化，因此先天性脊椎側彎病患，有較高的可能需要手術介入。

也因為先天性脊椎側彎患者多半在出生後不久就被診斷出，後續的發展評估相對困難，需治療的側彎變形程度也相對嚴重，因此很不幸地，大部分的先天性側彎都需要手術介入治療。

相關文章

全後位脊椎矯型手術

下冊第三章第十三篇第248頁

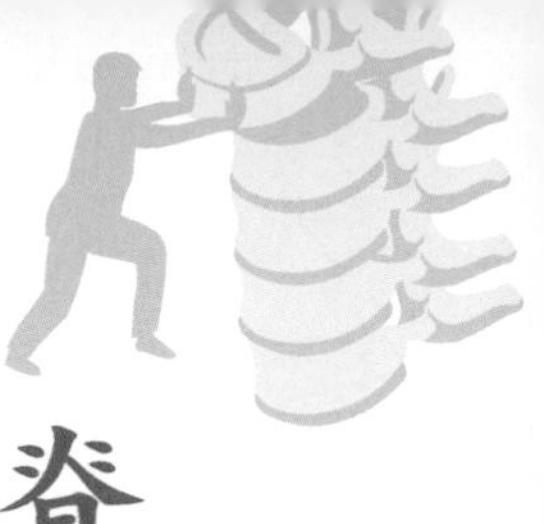

脊髓牽扯症候群

郭懿萱

臺北榮民總醫院神經外科 主治醫師
國立陽明交通大學醫學系外科 講師

迎接新生命的來臨，婦產科的嬰兒房通常都是一片歡樂的場面。不過今天，剛剛生下第一胎的新手媽媽蓉蓉，卻開心不起來。因為寶寶經過新生兒科和小兒神經外科的會診，確定是個脊髓牽扯症候群寶寶。

的確，聽到「脊髓牽扯症候群」，大多數人都會直覺想到脊柱裂的嬰幼兒、小朋友。其實，造成脊髓牽扯症候群的原因很多，侵襲的對象也不僅僅只有孩童。

什麼是脊髓牽扯症候群？

在胚胎發育的時候，中樞神經系統是由一個平面凹陷成水滴型皺褶，之後開口閉合、和表面分開，形成管狀的構造，也就是我們的頭顱／脊椎（骨頭）和腦／脊髓（神經）。

正常脊髓的長度比脊椎短，大約在出生三個月後，脊髓神經尾端（「脊髓圓錐」）的位置就不會低於腰椎第一／二節。脊髓圓錐由有彈性的「終絲」固定至薦椎末端，而脊髓圓錐分支出的許多

胸椎
12
1
2
3
4
5
腰椎
薦椎
脊髓圓錐
馬尾
終絲
正常脊椎

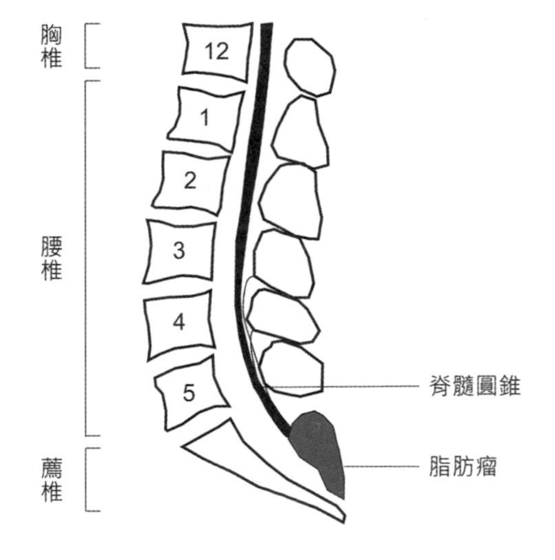

圖 1　腰薦椎示意圖
左側為正常脊椎，可見脊髓圓錐高於腰椎第一／二節。
右側為脂肪性脊髓脊膜膨出，脊髓圓錐被脂肪瘤牽扯至薦椎位置。

神經根則稱為「馬尾」。(圖1左)

如果脊髓因為脊柱裂、終絲脂肪沉積、腫瘤這些原因被往下拉扯(圖1右),使脊髓圓錐的張力過強、神經功能受損,就是「脊髓牽扯症候群」。

脊髓牽扯症候群怎麼來的?該如何治療?

因為不同年齡和原因,脊髓牽扯症候群的症狀也會有所不同,主要症狀不外乎:

- **神經功能異常:**因為神經牽扯,導致下肢感覺或運動功能受到影響,產生局部麻木、下肢無力或張力過高、反射過強、高弓足,及走路不穩等等。
- **大小便異常:**因為大小便功能由馬尾神經控制,因此脊髓牽扯就有可能造成「馬尾症候群」,也就是會陰部麻木、大小便不順,嚴重者會出現下肢功能異常。
- **皮膚異常:**如果在嬰兒後背發現腫塊或贅生物、斑或痣、毛髮、脂肪瘤、血管瘤、皮膚廔管,或股溝不對稱,醫師就會懷疑是否有脊柱裂及脊髓牽扯。
- **骨骼異常:**脊椎先天異常可能造成脊髓牽扯,而長期脊髓牽扯也可能造成脊椎側彎、背痛，或因為下肢張力過高產生關節變形。

脊髓牽扯症候群較常見於兒童，但大人也有可能發生；治療方式因為發生原因、兒童或大人而有差異。

兒童的脊髓牽扯症候群

開放性脊柱裂

開放性脊柱裂是在新生兒背上看到皮膚缺損、缺損處突出一個囊狀物。如果囊狀物裡面只有腦脊髓液、沒有神經，稱為「脊膜膨出」；如果囊狀物內有神經組織，就稱為「脊髓脊膜膨出」。

單純的脊膜膨出不一定有神經症狀，而脊髓脊膜膨出則因為神經受到拉扯，嚴重時甚至沒有脊膜，神經直接外露，常有下肢癱瘓及大小便失禁的問題；水腦也是常見的合併症。

開放性脊柱裂的病童出生後，必須盡快接受修補手術，將皮膚縫合、突出的神經放回脊髓腔內，以避免感染。若有水腦，可能得置放引流管以引流腦脊髓液。

病童五到九歲的快速長高時期，因為神經沾黏，脊髓也會跟著骨頭一起被拉長，就可能產生脊髓牽扯症候群。症狀以：背痛、腳痛、下肢無力、足部變形、脊椎側彎、大小便功能異常為主。如果出現這些症狀，就要考慮接受沾黏分離手術，避免功能更加惡化。

隱性脊柱裂

隱性脊柱裂在出生當下不一定有症狀，通常是在新生兒評估時，醫師看到後背皮膚異常病灶，進一步安排影像學檢查才會發現。

脂肪性脊髓脊膜膨出、皮膚竇腔和脊髓縱裂是三個較常見的隱性脊柱裂。

脂肪性脊髓脊膜膨出最常發生，病童腰椎或薦椎的骨頭沒有完全閉合，在骨頭缺損處長了脂肪瘤，並延伸至脊膜內，和神經沾黏在一起（圖 1 右）。皮膚竇腔是一個從皮膚連接至脊髓腔內的不正常管道，除了拉扯脊髓外，也可能造成感染。脊髓縱裂則是脊髓或馬尾因為被骨頭或纖維組織分成兩半，卡住神經而造成牽扯。

有隱性脊柱裂的病童，剛出生時沒有症狀，但可能到了出生六個月左右，這些神經症狀就慢慢出現。小兒神經外科醫師會利用術中神經監測方式，將病童的脂肪瘤、皮膚竇腔或分隔組織盡可能切除，減少脊髓牽扯。

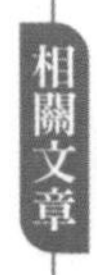

手術中神經電生理監測
上冊第三章第九篇第186頁

終絲異常

正常的終絲富有彈性，在身體活動時跟著伸長或縮短，如果出現終絲脂肪沉積，就表示終絲內有脂肪浸潤、失去彈性，因此拉扯到脊髓，產生脊髓牽扯症候群，必須以手術處理。手術時需要同時進行神經監測，判斷出不正常的終絲並切斷，以放鬆脊髓。

家有脊髓牽扯症候群病童的爸媽，必須注意的是：無論是開放性脊柱裂、隱性脊柱裂，或是終絲異常，就算在新生兒階段已經以手術處理這些兒童疾病，在青春期快速抽高時，還是可能會因為沾黏而再度產生症狀，這時就需考慮接受沾黏分離手術。

大人的脊髓牽扯症候群

除了嬰幼兒、小朋友，大人也有可能在長大後，才出現脊髓牽扯症候群。可能原因有隱性脊柱裂、腫瘤，或終絲異常；症狀則以背痛、腳痛、下肢感覺或運動功能異常、及大小便不順為主。

隱性脊柱裂：臨床上常見到小時候都很正常，但在長大後才產生症狀；或因為從小症狀太輕微被忽略、直到成人時症狀加重才被發現的病例。活動量增加（運動或健身）、脊椎退化狹窄、創傷，甚至懷孕生產，都可能增加脊髓的壓力，造成症狀。

終絲異常：可能是先天的，也有可能隨著年齡增長，終絲逐漸纖維化、肥厚、缺乏彈性，因而造成脊髓牽扯。

脊椎腫瘤：可能造成脊髓和周圍組織沾黏，因而產生牽扯的症狀。

成人脊髓牽扯症候群該如何治療？醫學界目前還沒有定論，但可以確定的是，如果症狀持續惡化，就需要考慮手術治療。

結語

不管是兒童或成人，脊髓牽扯症候群的症狀都會影響到肌肉、骨骼、泌尿、及神經系統，需要不同專科的追蹤及評估。若是症狀嚴重，就需要考慮手術治療，以避免症狀持續惡化，造成進一步損傷。

參考資料：

1 Hertzler DA, 2nd, DePowell JJ, Stevenson CB, Mangano FT. Tethered cord syndrome: a review of the literature from embryology to adult presentation. *Neurosurg Focus*. Jul 2010;29(1):E1. doi:10.3171/2010.3.FOCUS1079

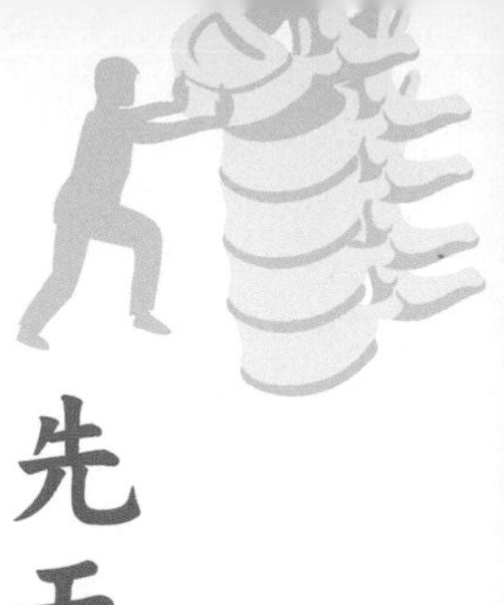

先天或後天性脊椎狹窄

郭懿萱
臺北榮民總醫院神經外科 主治醫師
國立陽明交通大學醫學系外科 講師

如果把人體比喻成一台汽車，零件用久了總是會磨損；人體的器官，包括脊椎，也是如此。

脊椎退化了，最容易造成脊椎狹窄。根據臨床統計，脊椎狹窄是六十五歲以上老人脊椎退化性病變中，最常需要接受脊椎手術的原因。

也就是說，大多數的脊椎狹窄是由退化性疾病或外傷造成。然而，有些先天性骨骼發育異常或全身性疾病，也會造成脊椎狹窄。

退化性脊椎狹窄 多發生在老人家

人的脊椎支撐全身重量，讓身體能夠彎曲及旋轉，又包覆著脊髓，避免神經受到外力傷害（圖1左）。

隨著年紀漸長，脊椎會慢慢退化，就會發生椎間盤突出、骨刺或關節增生、滑脫、後縱韌帶或黃韌帶的肥厚或鈣化、及壓迫性骨折……這類問題（圖1下）。嚴重的退化更有可能會進一步引起脊椎側彎。

這些退化造成脊椎不穩定、神經管腔狹窄及神經孔狹窄，產生脖子痛或背痛、手腳麻痛無力等症狀。症狀輕微者可以靠復健改善，但如果保守治療無效，甚至已經有走路不穩、大小便失禁的情形，就應該儘早接受手術減壓，減少癱瘓的風險。

雖然說頸、胸、腰椎都會退化，但由於頸椎活動度最高、腰椎需支撐上半身的重量，因此頸椎、腰椎最容易發生退化性疾病。

脊椎退化是一個持續漸進的過程，就算接受減壓手術後暫時改善症狀，脊椎仍然會繼續退化，甚至有可能因為手術固定、減少開刀當節脊椎的活動程度，反而讓其他節脊椎的負荷增加，而更容易退化，產生「鄰近節病變」。

因此，無論是否接受手術，脊椎的保養都非常重要，像是：多運動、少勞動，避免長時間維持固定姿勢、少搬重物，以免加重脊椎負擔。

先天性脊椎狹窄 青壯年就退化

有些人的脊椎因為前後徑比一般人窄（圖1右），就較容易受到退化性疾病的影響，這就是「先天性神經管腔狹窄」。

對有先天性神經管腔狹窄的患者而言，那些在一般人身上輕微、沒感覺的椎間盤突出，對他們來說卻會是嚴重的神經壓迫。

相較於一般退化性脊椎狹窄多發生於中老年人，先天性神經管腔狹窄的人可能在青壯年時就產生退化的症狀，影響的範圍也會比較大，容易造成多節壓迫、或同時出現頸椎及腰椎的狹窄。

因為先天性神經管腔狹窄造成多節退化的患者，神經外科醫師通常會建議考慮以

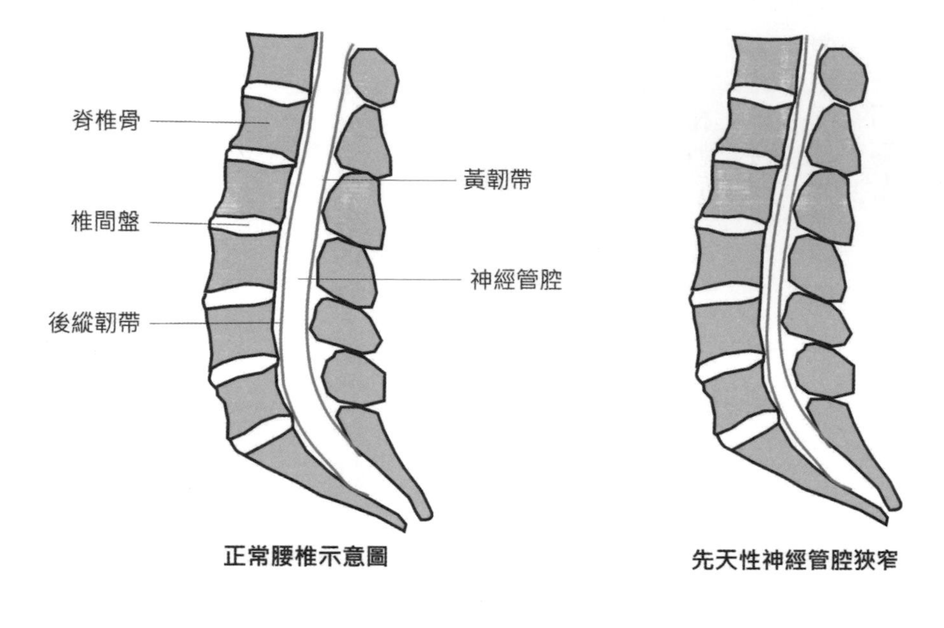

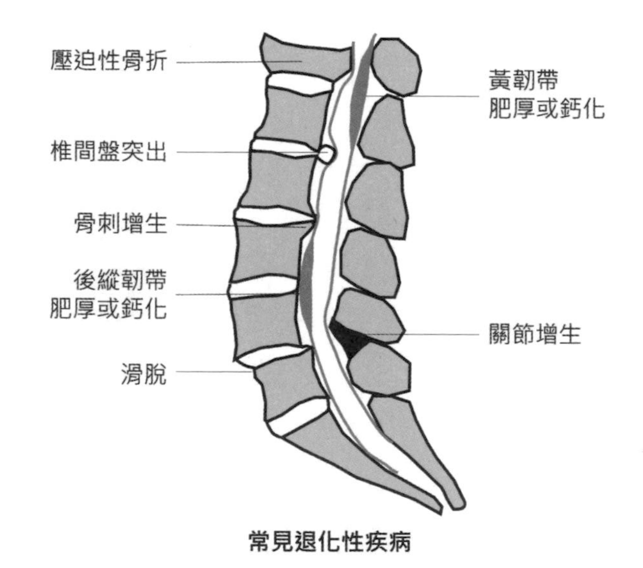

圖 1　腰椎示意圖

左：正常腰椎。下：常見退化性疾病。右：先天性神經管腔狹窄。

「活動保存」的手術方式，保留脊椎活動度、減少產生鄰近節病變。

根據臺北榮總神經修復團隊的研究結果，對於有多節頸椎退化的先天性脊椎管腔狹窄病患，使用「人工椎間盤」這種活動保存的手術方式，將可以達到和傳統固定手術一樣的減壓效果，而且更能維持脊椎的活動度。

軟骨異常是另一種造成先天性脊椎狹窄的情況，也就是俗稱的「侏儒症」。侏儒症的常見原因是軟骨發育不全，是因為基因突變而影響軟骨發育，形成全身性的骨骼結構異常。侏儒症對脊椎的影響，會造成顱底頭頸交界處角度較大、圓凸駝背、神經管腔狹窄、椎板增厚、腰薦椎角度較大等。

相關文章
頸椎人工椎間盤手術
上冊第四章第一篇第216頁

椎弓解離 也會造成脊椎狹窄

「椎弓」是支撐脊椎上下節關節連接的部位，少數人椎弓的骨頭沒有長在一起、分成兩塊，而造成「椎弓解離」，對於脊椎的支撐力就會比較差。椎弓解離的人容易產生滑脫，進而造成脊椎狹窄，而且很可能在二十多歲就開始出現症狀。

平山症造成的脊椎狹窄 亞洲男性較常見

平山症好發於男性、青少年，尤其又以亞洲人較為常見。

平山症的骨頭本身並沒有狹窄，但當脖子往前彎時，頸椎下段到胸椎上段的脊髓神經就會因為過度向前而位移，壓迫在骨頭上（圖2），造成局部血液循環不良，進而產生神經病變。

平山症的特徵是單側或雙側上肢肌肉萎縮、感覺功能影響較小，少數嚴重的人下肢也會受到影響。

目前醫學界對平山症並沒有標準的治療方法；第一線保守療法以配戴頸圈、防止脖子前彎為主。多數平山症患者的退化會自動停止，然而如果神經學症狀持續惡化，就得考慮以手術治療。

外傷與腫瘤造成的脊椎狹窄

不同程度的外傷，有可能產生骨折、脫位、椎間盤破裂等病變，使神經壓迫甚

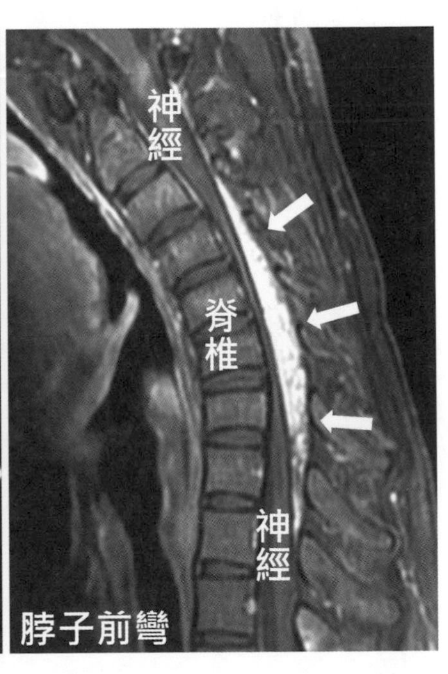

圖 2　平山症的磁振造影，可以看見在脖子前彎時（圖右），神經向前位移、壓在骨頭上，導致後方的靜脈竇（箭號）鼓脹。（修改自本團隊發表之參考資料三）

至截斷。就算沒有造成上述病變，如果受傷前原本就有脊椎狹窄，在外傷瞬間，脊椎大幅度彎曲伸展也會造成神經壓迫，進而產生神經功能損傷。

而長在脊椎骨、神經管腔或脊髓內的腫瘤，也都有可能造成神經壓迫。腫瘤可能來自骨頭或神經本身，或是由身體其他部位轉移而來。

相關文章

脊椎腫瘤
下冊第二章第十篇第124頁

脊髓內腫瘤
下冊第二章第十一篇第132頁

造成脊椎狹窄的全身性疾病

- **皮質類固醇過量：**皮質類固醇是腎上腺分泌的激素。過多的皮質類固醇可能是身體自己產生的（內源性），也有可能是攝取過多而來（外源性）。腦下垂體瘤、腎上腺疾病、或身體其他部位的內分泌瘤，都可能造成內源性皮質類固醇分泌過多；許多自體免疫疾病需要使用類固醇控制，也會增加外源性的皮質類固醇。

皮質類固醇過多會造成肥胖、皮膚變薄、毛髮增生、高血壓及高血糖等問題。對脊椎來說，皮質類固醇容易讓骨質疏鬆，產生壓迫性骨折及脊椎側彎，也可能使脊椎內的脂肪細胞過度增生，進而造成脊椎管腔狹窄、壓迫神經。

- **肢端肥大症：**腦下垂體瘤分泌過多的生長激素，刺激骨頭和軟組織增生，讓手腳逐漸變大，因而得名。生長激素過多也會增加高血壓、糖尿病、心臟肥大、甚至癌症的風險。

此外，脊椎內的軟組織也會受到生長激素刺激，進而增生，導致神經管腔狹窄、神經壓迫。就算沒有骨質疏鬆，肢端肥大症的人也比一般人容易發生脊椎骨折。

- **變形性骨炎：**是一種基因變異導致的骨骼代謝疾病，西方人較常見，多發生於中老年人，但也有青少年發病的亞型。因為蝕骨細胞太過活化，骨頭的侵蝕及合成過度進行，導致骨頭變大、易脆、變形、骨折；又因為容易影響脊椎骨，就會造成神經管腔狹窄，而壓迫到神經。

治療脊椎狹窄 骨鬆藥物或手術

若是全身性疾病造成的脊椎狹窄，通常以治療疾病為主；倘若脊椎狹窄症狀嚴重，或是合併骨質疏鬆，則可以給予抗骨鬆藥物，或是針對狹窄及不穩定的部位進行手術。

參考資料：

1 Chang PY, Chang HK, Wu JC, et al. Is cervical disc arthroplasty good for congenital cervical stenosis? *J Neurosurg Spine*. May 2017;26(5):577-585. doi:10.3171/2016.10.SPINE16317

2 Kuo YH, Kuo CH, Huang WC, Wu JC. Anterior Cervical Discectomy and Fusion for Hirayama Disease: A Case Report and Literature Review. *Neurospine*. Sep 2019;16(3):626-630. doi:10.14245/ns.1836178.089

脊髓空洞症

張志漳
臺北榮民總醫院神經外科　主治醫師
國立陽明交通大學醫學系外科　講師

為什麼脊髓會有空洞？

脊髓空洞症是一種罕見的脊髓退化疾病，因為脊髓中心積水膨脹，造成神經組織損失，由腦脊髓液填補這些損失的空間，而在脊髓內形成空洞。

舉個生活上的例子。如果以木瓜代表脊髓，木瓜的果肉就相當於脊髓的神經組織，木瓜內的空腔則相當於脊髓空洞的位置；同樣大小的木瓜，如果空腔越大，果肉就越薄。對應到脊髓空洞症，如果脊髓空洞積水越多，神經組織被撐得越薄，症狀也就越嚴重。

脊髓空洞症可分為與小腦疝脫畸形相關的脊髓空洞症，以及原發性的脊髓空洞症兩種。

與小腦疝脫畸形相關的脊髓空洞症

人體的腦脊髓液有保護與營養神經組織的功能，腦脊髓液的生成與吸收呈現動態平衡，被製造出來的腦脊髓液會沿特定的方向流動，在腦和脊椎交界處的流動方向是從小腦的第四腦室流向脊髓的中央管，當小腦疝脫發生的時候，小腦扁桃體會往下疝脫並阻塞枕骨大孔，壓迫腦幹與阻塞腦脊髓液的流動，當腦脊髓液流動受阻，就會導致腦脊髓液在脊髓中央累積，累積的腦脊髓液將脊髓由中心放射狀的撐開，形成空洞而產生臨床症狀。

與小腦疝脫畸形相關的脊髓空洞症的症狀主要有兩類：第一類是與腦幹、小腦與腦神經的壓迫或牽扯有關聯的症狀，包括眼球震顫、聲音沙啞、吞嚥困難、睡眠呼吸中止、步態失調、肢體無力與平衡感不好等。第二類是與腦脊髓液流動阻塞，導致脊髓積水、失能有關的症狀，包括頭痛，四肢肌力表現從輕微無力到癱瘓均有可能，取決於病況的嚴重程度，病人也常有嚴重的神經痛。

原發性的脊髓空洞症

引起與小腦疝脫畸形相關的脊髓空洞症的原因通常發生在頸椎區段，包括：外傷、蜘蛛膜囊腫、腦膜炎、蜘蛛膜下腔出血、脊椎側彎等任何會造成腦脊髓液流動阻塞的原因。

原發性的脊髓空洞症的症狀通常和空洞症發生的脊椎節段有關（頸椎、胸椎或腰椎），主要症狀是發生節段以下的肢體無力、癱瘓、肌肉萎縮、痙攣性步態與神經痛等，常因脊髓空洞症的病狀而導致其他併發症，像是感染、下肢靜脈血栓等，而造成生命的縮短。

脊髓空洞症如何檢查？

通常以頸椎放射診斷頭頸交界處是否有不穩定，部分小腦疝脫畸形的病人會合併有頭頸交界處的結構異常與不穩定，例如：第一／第二頸椎脫位，或是基底凹陷。

電腦斷層脊髓攝影術可以用來幫助診斷腦脊髓液的流動與受阻位置。

而脊髓空洞症最重要的檢查是核磁共振，清楚顯示脊髓空洞症的範圍、小腦扁桃體腦脊髓往下疝脫壓迫腦幹的程度，以及與枕骨大孔處的擁擠程度。

相關文章
頭頸交界處的異常：寰樞椎滑脫、顱底凹陷
上冊第二章第三篇第091頁

脊髓空洞症的治療時機

脊髓空洞症是一種進行性的疾病，病況會隨時間惡化，嚴重程度隨空洞症的變大而增加。

無症狀或症狀輕微的病人，可定期回診，以影像檢查來追蹤；當觀察到症狀急速惡化、脊髓功能變差，或在影像檢查中發現脊髓空洞症有擴大現象時，就應儘早接受手術治療。

脊髓空洞症的手術治療

因為小腦疝脫畸形相關的脊髓空洞症的主因是小腦扁桃體往枕骨大孔疝脫，導致枕骨大孔被小腦扁桃體塞滿，阻礙了正常腦脊髓液的流動，而導致脊髓空洞症，手術治療的目標是進行枕骨大孔與後顱窩的減壓，以幫助恢復正常腦脊髓液的流動。

手術中，病人採取俯臥姿態，醫師經由後頸部中線的傷口，將枕骨、枕骨大孔、第一頸椎與第二頸椎露出，將部分枕骨與第一頸椎移除後，同時將硬腦膜打開，縫上人工腦膜以擴大枕骨大孔處的空間。當枕骨大孔處的壓力解除，恢復正常的腦脊髓液流動，即可有效改善脊髓空洞症。

而原發性的脊髓空洞症的手術方式，則是針對受影響的節段作大範圍的減壓手術，同時去除造成脊髓空洞症的病因，例如：外傷造成的脊髓空洞症需移除所有造成脊髓壓迫的骨片；感染所導致的脊髓空洞症則需移除感染所導致的疤痕組織與沾黏的蜘蛛膜。

完成減壓與清除沾黏後，依照病況可選擇在脊髓積水的地方放置引流管，最常使用方式為脊髓空洞至肋膜引流管。醫師會沿著脊髓背側中線，將脊髓空洞打開，使其與蜘蛛膜下腔相通，將引流管一端置放到脊髓空洞處，接著使用器械建立一條皮下的隧道，將引流管導引到胸側，沿著肋骨下緣打開肋膜腔，將引流管另一端放置到肋膜腔中。

脊髓空洞症的預後

小腦疝脫畸形相關的脊髓空洞症：手術治療效果成效良好，約有八成的病人手術後症狀會改善，尤其是後枕部頭痛最明顯；其次是腦神經症狀，術後經過幾個月的復健，通常就可以恢復神經功能。但手術對神經痛的療效不好，長期仍需以藥物來控制。

原發性的脊髓空洞症：手術成效主要取決於幾個因素，包含造成脊髓空洞症的原因、病患的年紀、影響的範圍與程度等。因病人成因複雜，通常治療效果不好，也常因蜘蛛膜下腔再次沾黏，或是引流管組塞，而需要再次手術，文獻上報導約有三分之一的病人需要再次手術，約有一半的病人術後神經功能持平或進步。但整體而言，經過治療病人的平均餘命已經可與正常人相近。

脊椎腫瘤

費立宇
臺北榮民總醫院神經外科 主治醫師
國立陽明交通大學醫學系外科 助理教授

脊椎相關的腫瘤從何而來？在臨床醫學界始終是個大哉問。一般來說，脊椎腫瘤分為原發性與其他癌症轉移來的繼發性兩種。

原發與繼發性脊椎腫瘤

原發性脊椎腫瘤通常從神經組織或是結締組織骨頭增生而成，發生率較少而且大部分是良性。

而繼發性腫瘤則是由其他癌症轉移來，本質已經屬於惡性，而且佔了脊椎腫瘤的大多數，是比較令人傷腦筋的脊椎腫瘤。

以往，當血液腫瘤科會診神經外科轉移性脊椎腫瘤病患時，常因原發腫瘤控制情況不佳，以及腫瘤及化學藥物的影響，病患衰弱不堪。這時即使有開刀的適應症，外科醫師往往會因為擔心病患無法承受手術壓力，而放棄手術治療。

幸而近幾年免疫療法進步，已經大大提升預後存活率。

原發性脊椎神經腫瘤的症狀

原發性脊椎神經腫瘤若是從骨頭結締組織而來，通常會以疼痛來表現。一開始神經受到的壓迫並不嚴重，反而是周圍的結締組織因受到破壞而造成疼痛，因此常常被病患忽略，而服用減緩疼痛的藥物。但這種情況服用疼痛藥物，因為沒有治療原本病根，雖然會暫時緩解症狀，卻還是會繼續惡化。

此類病患通常年紀較輕，在初期放射線檢查的變化較不明顯，所以求診時有可能被當成一般的退化性脊椎病變，醫師需特別小心病患的症狀。

當腫瘤往神經管腔內壓迫，就會以神經的症狀來表現，例如：麻或無力。無力的表現有時變化相當快速。因為當神經受腫瘤壓迫時與外傷造成的立即性損傷不同，人體的代償性跟耐受性會使症狀緩慢呈現。

當壓迫超過神經所能承受的臨界點時，症狀將一下子快速變化。有時病患早上發現雙腳有些無力，但還是能走路，一到下午就已經無法下床，甚至連如廁也無法自行處理。

如果手術前就已經完全癱瘓，神經外科醫師就只能盡力試試是否有機會恢復，但可惜的是，機會通常不大。

脊椎腫瘤種類 依生長部位不同而異

- 生長在硬脊膜外的腫瘤最為常見，而且以轉移性居多。

這種從各種癌症，如：肺癌、乳癌、攝護腺癌轉移而來脊椎，本質上已經是惡性，除了直接壓迫脊椎脊髓而出現背痛，也可能破壞脊椎體導致病理性骨折造成劇痛，甚至肢體麻或無力的症狀。

‧長在硬脊膜內但在脊髓外的腫瘤，這個位置多半是良性神經腫瘤。最常見的是神經鞘瘤及硬腦膜瘤。這類腫瘤因為仍然在真正的神經組織外部，多半可以手術切除，而不致於對神經功能造成巨大影響。

‧生長在脊髓神經內的腫瘤，最常見的是室管膜瘤或星狀細胞瘤。星狀細胞瘤分為良性及惡性，有點類似腦部的星狀細胞瘤。

室管膜瘤則歸類在惡性。這類腫瘤發生率最低，但因為必需把脊髓神經切開，也最難治療。此外，不論外科手術或者是放射線治療，雖然預後不錯，但難以避免肢體無力等後遺症。

脊椎腫瘤的症狀

脊椎腫瘤造成的症狀大致可以分為脊椎體破壞、神經根壓迫性病變及脊髓壓迫或破壞性的病變。

脊椎被腫瘤破壞之後，脊椎骨因被掏空而無法承受重量，會導致發生病理性骨折，病患經常以劇痛來表現。也可能引起脊髓病變而劇烈疼痛，甚至手腳癱瘓。

以位置來區別，如果轉移或腫瘤發生在頸椎，會有四肢癱瘓的風險，也可能出現呼吸衰竭等併發症，病患無法自主呼吸，需要戴著呼吸器。

其中，胸椎因為節數最多，所以發生的可能性最大。病患雖然可能可以保留手部的功能，但也必須面臨下肢癱瘓及大小便失禁的風險。

而在腰椎發生，比較可能以嚴重腰痛來表現。緊急時，需施以減壓手術移除腫瘤組織，嚴重時還需進行脊椎重建手術。

脊椎腫瘤的治療

脊椎腫瘤的治療，可以為二個步驟：腫瘤的切除、脊椎穩定度的重建。

原則上，有些腫瘤（如轉移性淋巴瘤），如果對化療有效，就不需要破壞太多、切除太多。

如果是原發性骨腫瘤或軟組織肉瘤，對於化療及放療效果都不好，那麼就需要盡量切除乾淨，而且最好在一開始發現時，就儘速完整地將整塊切除。

如果是硬脊膜內的良性腫瘤（如神經鞘瘤或是腦膜瘤），則是切得越乾淨越好，以降低復發率，避免病患忍受再次開刀之苦。

目前一些世界級的統計，尤其是以日本為主的研究，發現轉移性的腫瘤如果能早期發現，並能夠整塊切除，對病人的預後非常有幫助；但若已經蔓延，為了避免病人承受過高的手術風險，則不需做太過大範圍的切除。

轉移性腫瘤如果能夠比照原發性骨腫瘤或是惡性組織肉瘤，進行整塊切除，對病人的預後是最好的，但這種大範圍手術切除的病人，承受手術風險比較高，常常要環繞性的切除整段脊椎，也需要許多專科合作，才能避免傷及主動脈的風險。所以對於已經蔓延開來的轉移性腫瘤，建議施以緩解症狀的緩和性治療。

目前免疫療法及化學療法的進步，這類患者能夠接受手術的機會越來越多，也能夠維持不錯的生活品質。如果病人的體質不是太差，大部分仍會建議病人接受手術以維持生活品質。

脊椎穩定度的重建，則取決於腫瘤手術切除範圍的大小。若切除範圍大，就必須要有釘子加強固定脊椎，並利用人工骨加強骨頭融合，增加穩定度，因為惡性腫瘤的骨頭沒有辦法重新用回病人身上。

如果切除的範圍很小，也許只需要腫瘤切除減壓手術即可，不一定需要釘子做固定加強。

如果腫瘤必須要完整切除，為了要將腫瘤拿乾淨，淨切除範圍自然會比較大，除了打釘子加強固定，也有可能得放入椎體取代物當做整個脊椎前方的支撐，才夠穩定。

否則，脊椎的不穩定有可能導致二次開刀，效果也不好。

相關文章

脊椎腫瘤手術

下冊第三章第十五篇第266頁

脊椎腫瘤開刀不用怕 可維持生活品質

所以對於脊椎腫瘤，目前我們建議能夠開刀的患者還是盡量接受開刀。一來維持生活品質，二來增加疾病的預後。而良好的脊椎穩定度重建也是非常必要，端看病患的狀況來決定。

脊髓內腫瘤

張鵬遠
衛福部桃園醫院神經外科　主治醫師
國立陽明交通大學醫學系外科　講師

脊髓內腫瘤最常發生在頸椎

脊髓內腫瘤是人體中樞神經系統中較罕見的腫瘤。然而，因為缺乏相對標準化的治療準則，且治療選擇性少、藥物傳遞至中樞神經困難，加上手術風險相對較高，脊髓內腫瘤在治療上很具挑戰。

此類腫瘤大約佔了所有中樞神經系統腫瘤的百分之二到四。雖然在頸椎、胸椎、腰薦椎都有可能發生，但在頸椎是最常見的節段，胸椎次之。

成人中最常見的是室管膜瘤，而在小孩與青少年族群則是星狀細胞瘤。其他類腫瘤也有可能發生於脊髓內（如下表）：

脊髓內腫瘤的臨床症狀

脊髓內腫瘤的表現變化相當多，其中常見的症狀之一是背痛，非特定性的背痛或是特定的神經放射狀疼痛都有可能。但視腫瘤生長的速度，病患有可能在很長的一段時間，其實沒有相關症狀。

這類患者有時候會說晚上比較會痛，也常合併包括：感覺異常（溫溫、麻木、或是刺痛）、肢體張力高張僵硬、肢體無力等神經症狀。症狀比較嚴重的患者，則可能合併大小便失禁等神經失能的情況。

脊髓內腫瘤類型	發生率	預後
室管膜瘤	最常見	較好
星狀細胞瘤	第二常見（於小孩與青少年最常見）	較差
神經節膠質細胞瘤	少見	較好
中樞神經淋巴瘤	少見	較差
血管母細胞瘤	少見	較好
生殖細胞瘤	極少見	較好
黑色素細胞瘤	極少見	較差
轉移性惡性腫瘤	極少見	較差

值得注意的是，小兒患者由於初期症狀在父母看來可能只是笨手笨腳、容易跌傷等，或是少部分可能以脊椎側彎變形來表現，都會增加診斷的困難。

脊髓內腫瘤的診斷

一般經由神經外科專科醫師以神經學評估，並安排注射顯影劑的核磁共振掃描來進行影像的診斷與判讀。確診則需經由手術取出腫瘤標本，進一步進行病理判讀來做細胞學的確認。

如同其他原發性的中樞神經系統腫瘤，細胞分化的程度決定脊髓內腫瘤的惡性與否。

細胞分化是指與正常細胞相比較，分化愈好的（愈像正常組織的）級數愈低；反之分化愈差的，級數愈高。以世界衛生組織分級而定，細胞分化程度第一、二級視為良性，第三、四級屬於分化較不良者，視為惡性。

依此來看，雖然多數的脊髓內腫瘤屬於良性（世界衛生組織第一、二級），但仍有部分的脊髓內腫瘤有較惡性的變化。而非原發於脊髓內的轉移性腫瘤相當罕見，但皆為惡性腫瘤。

脊髓內腫瘤的治療——手術切除搭配放射治療與化療

治療脊髓內腫瘤的流程看似單純，但也因可以選擇的武器少而相對棘手。

脊髓內腫瘤治療常見的標準做法是：先經由手術切除，後續再搭配相關的放射治療與化療。腫瘤復發、惡性度高、細胞浸潤性高或是無法完全切除（甚至無法接受手術）的腫瘤患者，特別需要後續相關的放射治療或化療。

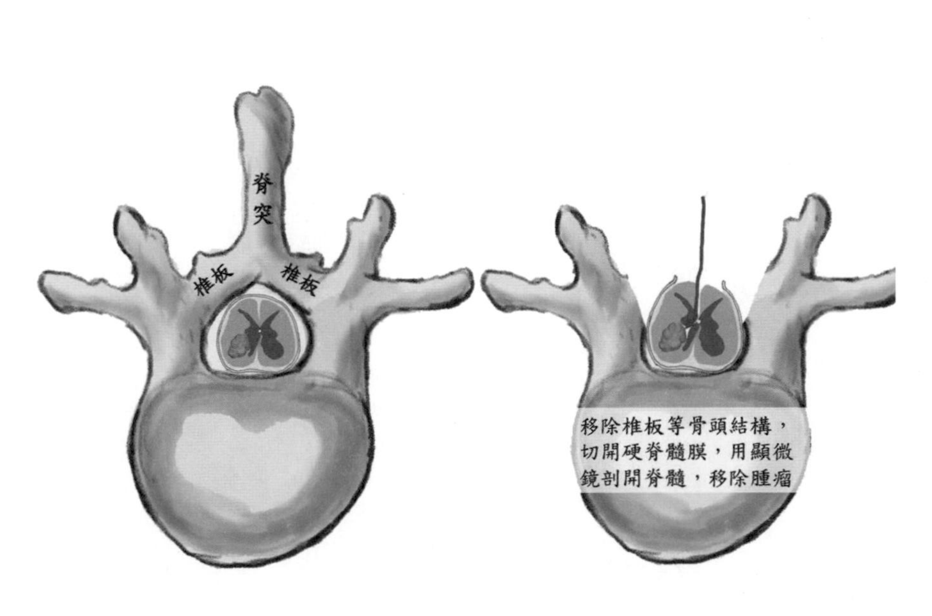

手術方式多半經由後側，磨開保護神經的脊椎骨板，接著切開神經外的硬脊髓膜，然後剖開脊髓（想像如同剖開腦部），再藉由高解析度手術顯微鏡，在脊髓組織當中辨認出腫瘤組織進行切除。

脊髓本身的構造緊密聚集了上下神經傳導的神經路徑與各式神經細胞體，多切一毫米的細胞便增加一分神經損傷的風險，甚至光是「剖開進入」脊髓這個動作，就有可能傷及重要的神經功能。

相形之下，大腦因為某些腦部區塊的細胞並不具備功能，或無與生活相關的重要功能，相對脊髓而言在切除後較無功能上的影響。兩相比較，就可見脊髓內腫瘤的手術困難度之高。

腫瘤本身的型態則決定了手術預後。

某些腫瘤（如較常見的室管膜瘤），因外圍與脊髓組織間有一個明顯分界，所以在進行切除時可以在較完整、較不傷及正常脊髓細胞的情況下做到全切除。

而部分腫瘤（如星狀細胞瘤），因為腫瘤本身與正常脊髓細胞之間沒有明顯界線，這種現象稱為浸潤性。這類浸潤性高的腫瘤可說是與脊髓細胞互相混雜，幾乎無法做到完全切除，甚至在切取腫瘤的過程中，也有可能傷及正常神經功能。

脊髓內腫瘤病患預後最好的指標是「術前的神經功能狀態」與「腫瘤細胞病理分級」；而手術需切除範圍、術後神經功能狀態、復發機率也與腫瘤的細胞型態相關。

如前述，對於無法全切除、惡性度高、復發性的腫瘤，多半會進行後續的放射治療。放射治療雖有部分幫助，但也有其後遺症，包括脊髓細胞病變、血管病變，甚至是統計發現三十年後有百分之二十五的機率會產生的次發性腫瘤等，因此這些情況對於小兒患者影響更鉅。

化療也是接續療法選項之一。但由於中樞神經系統本身的構造（血脊髓屏障），這類大分子化療藥物要順利進入脊髓細胞有限，不同化療藥物有其相對毒性表現，對於不同細胞型態的腫瘤也有相當大的化療藥物差異，使傳統化療在治療上的角色有不少侷限。

有鑑於此，目前神經外科學界針對如何直接將藥物給予至腫瘤細胞處有許多研究，包括：脊髓內給藥、超音波干擾來破壞血腦脊髓屏障，或是對流式藥物給予……等。

而奈米科技的導入，未來也有機會利用奈米醫學進行藥物研發及給予，增加化療治療成效。目前這類研發多針對在腦部的中樞神經腫瘤，希望不久的將來能夠將此技術進展至脊髓內腫瘤的治療。

相關文章
脊椎腫瘤的非手術治療
下冊第三章第十七篇第281頁

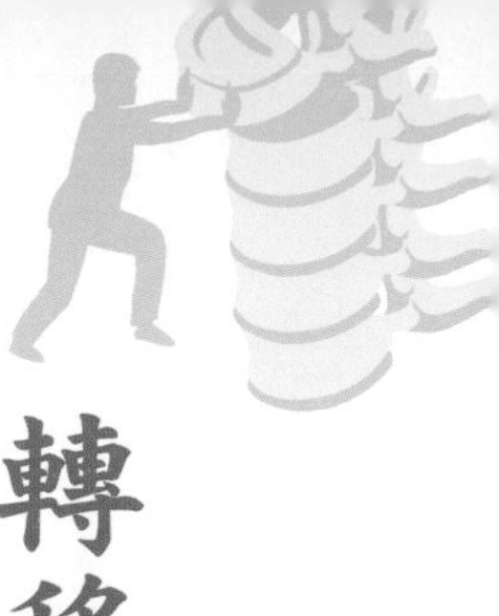

轉移型脊椎腫瘤

郭昭宏
臺北榮民總醫院神經外科 主治醫師
國立陽明交通大學醫學系外科 助理教授

隨著國人平均餘命增加，臺灣漸漸進入老年化社會，慢性病、癌症發生率隨之提升。另一個發生率也隨著平均餘命增加的，是轉移性的脊椎腫瘤。

病例一：夜深人靜的刺骨之痛

初次見到郝先生是因為住院的病房照會。

雖然他的身上穿著醫院病人服，但每次查房或有機會和他談話，就會在他身上聞到淡淡煙味。病房護理師說，郝先生總是能找出各式各樣理由，就是為了離開病房去尋求個人的「呼吸治療」。

在住院前，郝先生常因為腰痛而到診所拿止痛藥，服藥之後症狀就能獲得減緩，不過最近幾個月，腰部的椎心刺骨之痛卻令他難以入眠，甚至睡著了翻身，都會因此而痛醒。好幾次難以忍受的疼痛，郝先生都要跑到診所打止痛針；而這次半夜連下床後都無法站立的劇痛，終於讓家人把他送到了急診，診斷後發現是肺癌，並合併腰椎轉移。

原來，這才是造成他腰部疼痛的主因。

病例二：頭快斷掉的病人

賴小姐是一位乳癌病人，因為及早發現，做過部分的乳房切除、合併化學治療及放射線治療後病情穩定，並在門診追蹤了一段時間。幾個月前，賴小姐開始覺得肩頸痠痛，漸漸地頸部的疼痛越來越加劇，本來以為只是工作壓力大造成肩頸痠痛，到後來卻連抬頭都覺得疼痛難耐。

在門診看到賴小姐的時候，她主訴除了頸部的頭痛外，手部的活動也受到影響。

「連頭都抬不起來，就像自己的脖子沒辦法把頭撐住，吃飯的時候得用手托著下巴，像是頭快斷掉一樣！」

「本來雙手拿東西的力氣都很好，現在連拿杯子都握不太住，家裡的杯子摔破了好幾個。」

經過檢查後，發現賴小姐乳癌復發，而且因為轉移到了頸椎，不但破壞頸椎骨頭而引起疼痛，也壓迫到神經，使雙手的力氣及靈活度受到了影響。

轉移性腫瘤的臨床症狀

醫學治療進步增加了癌症病患的存活時間與機率，但也相對增加了惡性腫瘤轉移的機會。脊椎，是惡性腫瘤發生轉移至骨頭時最常見的位置。

各種癌症中，最常發生脊椎轉移的癌症是乳癌、肺癌、攝護腺癌。原發的腫瘤藉由血液及淋巴轉移到骨頭，由於骨頭本身為造血及血流豐富的組織，因此造成轉移的比例也相對提高。

以脊椎轉移的分布來說，胸及腰椎會有轉移的機會比頸椎來的高。臨床上，共同的表徵為骨頭轉移性腫瘤破化，引起病理性骨折造成疼痛，但仍依不同的轉移位置而有不同表現。

如頸椎的轉移，除了頸部疼痛外，還會合併頸部脊髓壓迫的症狀，像是：上肢痠麻痛、步態不穩。而在胸腰椎的轉移，會合併有下肢神經壓迫所造成感覺痲痺、運動功能障礙、肌肉無力、大小便功能障礙等。

在診斷的過程中，放射線檢查所能提供的骨質變化是有限的，脊椎侵犯的範圍及部位必須靠核子醫學骨骼掃描或核磁共振檢查才能知道；在放射線檢查中如果發現病理性骨折，則需再經由電腦斷層檢查評估骨骼結構。經由全面評估後，醫師才能對治療計畫有完整的方向。

轉移性腫瘤的治療原則

不同的惡性脊椎轉移性腫瘤有不同的治療方式，治療根本在於改善病人的生活品質與疼痛。改善活動能力、使病人的生活能夠自理、有自行照顧自己的能力，增加病人接受後續治療的動力。

但是對於脊椎轉移性腫瘤，除了脊椎的治療，還是要找到原發部位的腫瘤並合併治療，使其不會進一步轉移到其他地方。

相關文章
以外科手術治療轉移型脊椎腫瘤
下冊第三章第十六篇第274頁

結語

當有癌症病史的病人發生長期而反覆性的骨頭疼痛，就需要考量轉移性的脊椎腫瘤的可能。全面性的評估包括詳細影像檢查、骨骼掃描；而治療目的在緩解病人因腫瘤轉移造成的疼痛、改善生活品質，並進一步接受原發腫瘤的治療。

胸腰椎脊髓損傷

杜宗熹

臺北榮民總醫院神經外科　主治醫師
國立陽明交通大學醫學系外科　助理教授

張三（化名）酷愛滑雪，每年冬天他的臉書上總是和好友分享他在世界各大雪場馳騁的帥氣模樣，讓周遭的朋友好生羨慕，直到那一次……

跟一群滑雪同好舟車勞頓征戰瑞士的夢幻滑雪場，從坡度四十五度的超難關滑雪道一路往下滑，眼看著即將抵達終點，突破自己的紀錄時……張三一不小心，攔腰撞上樹木！

「當下我只聽到『喀』一聲，伴隨背部一陣雷擊般的劇痛，疼痛的感覺好一點後，我竟然發現自己的兩隻腳都沒辦法動，甚至感覺不到我的腳了。」張三馬上被送

到雪場附近的外傷急救中心醫治。

經過一連串檢查後，醫師告訴他，因為胸椎骨折合併脊髓損傷，他能夠再度以雙腳行走的機率「非常、非常低」，甚至連大小便無法自理，都是終身必須面對的照顧課題。

胸腰椎脊髓損傷 多由意外造成

臨床上統計，胸腰椎脊髓損傷的罪魁禍首，最多是車禍、運動意外、工安意外，而且一發生經常就是高能量衝擊性損傷，才會導致有肋骨胸廓立體結構加強的胸椎，以及結構巨大、肌肉紮實的腰椎，不堪重擊而發生位移及骨折，讓行走其間的脊髓受到傷害。

脊椎最大的功用是用來保護行走其間的脊髓。脊髓是傳遞大腦訊息的主要線路，就像海底的光纖電纜；當脊髓受到外力擠壓甚至切斷時，大腦要控制身體四肢的訊號，就全部都無法傳遞到目的地。

因此，如果脊髓損傷的位置在胸椎，胸椎以下的身體機能都將受到影響。影響有多大，則視受傷程度而定，從功能障礙到功能喪失都有可能發生。

胸腰椎脊髓損傷可細分為兩個區域：

第一，損傷節位在胸椎第一節到胸椎第十二節，就是「胸椎脊髓損傷」。

若是特別位在胸椎的十節到腰椎第二節這個區域的損傷，就是「胸腰椎脊髓損傷」。這個區域是堅固的胸椎連接到具活動性的腰椎的過渡區域，因為力學關係，比起其他區域，更容易因為外力產生損傷。

脊髓損傷依功能喪失程度 分四級

脊髓損傷依照功能喪失的程度，以美國脊椎損傷協會訂定的障礙量表，可分為四個級別的損傷：

• 完全性損傷

一級損傷：最嚴重的損傷，在受傷節位以下的所有感覺及運動功能都完全喪失。

‧不完全性損傷

二級損傷：在受傷節位以下，只剩感覺功能留存。

三級損傷：在受傷節位以下，少於一半的主要肌肉有能抗重力的運動力量留存。

四級損傷：在受傷節位以下，超過一半主要肌肉有能對抗重力的運動力量留存。

胸腰椎脊髓損傷後的功能障礙

最主要、也是患者最難接受的，就是下半身癱瘓。包括：雙下肢無力及麻痺、會陰部及生殖器感覺喪失、大小便失禁、軀幹平衡感及平衡力量喪失……等。

神經功能進步的機率

依據大量醫學文獻歸納分析，脊髓損傷後的神經功能進步機率依受傷嚴重度及位置有相當的差異：

•依受傷嚴重度區分，神經功能進步機率由高而低：三級損傷大於二級損傷大於四級損傷大於一級損傷

•依受傷位置區分，神經功能進步機率由高而低：腰椎損傷大於頸椎損傷及胸椎損傷大於胸椎損傷

而胸椎損傷及穿刺性損傷最常導致完全性脊髓損傷，也就是最嚴重的脊髓損傷。

胸腰椎脊髓損傷的治療 急性、慢性兩階段

胸腰椎脊髓損傷的治療，分為急性期與慢性期兩個階段。

第一個階段，也就是所謂「急性期治療」，主要是因為胸腰椎脊髓損傷經常合併其他器官的受傷，包括胸腔及腹腔內器官以及四肢的受傷，容易導致大量出血而影響生命徵象。所以急性期需先排除是否有其他重大器官損傷，也要維持生命徵象穩定，待生命跡象穩定後，再進行脊椎手術。

胸腰椎脊髓損傷最常見的就是在急性期予以脊椎手術治療，以增加神經復原的契

機。目前脊椎醫學界對於嚴重急性脊髓損傷的急性期處置，傾向及早進行手術神經減壓，以及脊椎內固定，也就是「打釘子」。

神經減壓手術可以移除對神經產生壓迫的結構，矯正脊椎結構脫位變形產生的神經壓迫，減少水腫壓力造成的神經損傷，以及循環不良而造成組織缺氧的情況。

而在維持脊椎穩定性方面，是因為外傷導致脊椎結構受到破壞，產生不穩定的情況，常容易受外力移動而造成更嚴重的位移，對神經產生更多傷害。脊椎內固定手術以內固定器來重建脊椎的穩定性，一方面可以減少因為結構不穩定而產生進一步的神經傷害及疼痛，二方面可以加速脊椎骨性結構的復原，並減少對病患活動及照顧的限制。

急性期治療後，就進入到慢性期的治療。慢性期以復健治療、生活照顧訓練，以及併發症的預防為主要目標。

復健治療能增進肌肉力量、運動控制協調性，有助於提升病患的生活自主性。

生活照顧的訓練有助於病患重新回到較為自主的生活型態，甚至可從事適當的工作，減輕需要照護的能量。

併發症的預防是照護脊髓損傷病患的重要課題。併發症包括：尿路感染、肺部感染、壓瘡、深層靜脈血栓、神經性疼痛……等等，都是影響脊髓損傷病患的預後及生活品質最重要因素。

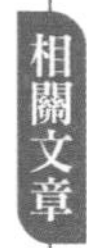

神經損傷及復健

上冊第三章第八篇第179頁

胸腰椎脊髓損傷的新興治療

幫助損壞的脊髓再生重建，一直都是醫學界戮力追求的目標。目前全世界針對脊髓損傷直接修復治療的研究，都仍在臨床試驗階段，尚未有公認的標準治療。

在生長因子、幹細胞、人工神經等領域，全世界有許多人體試驗正在進行中，而臺灣進行脊髓損傷研究最具權威的是國立陽明交通大學藥理所教授鄭宏志，所帶領的臺北榮總神經修復團隊，已完成神經生長因子治療慢性脊髓損傷的二期臨床試驗，並獲得正面的結果。

臺北榮總神經修復團隊目前針對急性頸髓損傷進行最嚴謹的第三期臨床試驗，是世上少數進入到三期的脊髓損傷新興治療技術，也是臺灣唯一經衛生署認可的脊髓損傷新興治療的臨床試驗。

必須注意的是，坊間許多標榜「脊髓損傷新興療法」的治療，其實都沒有經過學界及政府機關認可，病患治療的安全性並無法獲得保障。

相關文章

神經再生手術、神經生長因子（aFGF）人體試驗及其他實驗模型
上冊第四章第八篇第271頁

脊髓損傷之醫療與心理支持
上冊第五章第二篇第290頁

結語

在現代醫療的進步下，大部分胸腰椎脊髓損傷患者都已經能夠重新回到生活的舞臺。在可見的未來，新興醫學勢必能夠出現突破性的進展，讓病患可以脫離輪椅的羈絆，再度靠自己雙腳站立！

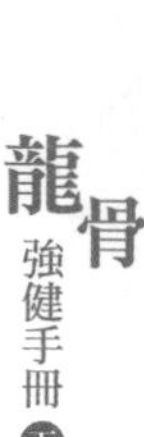

骨質疏鬆症與壓迫型骨折

郭昭宏
臺北榮民總醫院神經外科　主治醫師
國立陽明交通大學醫學系外科　助理教授

沒想到，跌了那麼一下之後……

黃太太是一位家庭主婦，家裡的兩個孩子都已經長大成人，且各自有了家庭。平時，黃太太享受和屆齡退休的先生閒雲野鶴的生活，雖然只有兩夫妻，倒也自在。

不過，黃太太每年最期待的，還是過年時三代同堂的大團圓。為了迎接在外地生活的孩子、孫子回家過年，她總是在過年前兩個禮拜，就開始把家裡上上下下打掃一番。

今年除夕夜前一個星期，黃太太被送進急診，看來一臉疲憊的黃先生邊搖頭邊說：「我太太三天前打掃櫃子，一個不小心從椅子上跌下來，就腰痛到現在，而且還越來越嚴重，這幾天只能躺在床上，連翻身下床都痛到不行！」

跌下椅子後，黃太太連續幾天都到附近診所拿止痛藥、打止痛針，沒想到疼痛不但不見減緩，甚至只要移動就會造成腰部劇烈疼痛，連下床上廁所都是一種折磨。

檢查後，在黃太太腰部發現一處明顯的敲擊痛，影像檢查則發現腰椎有明顯的壓迫性骨折。原來，黃太太已經停經多年，而且沒有服用任何骨質保養相關藥物；在骨質密度檢測評分為負三，為骨質疏鬆症。

經過骨泥灌漿治療並輔以藥物治療後，黃太太終於可以慢慢下床活動，在小年夜回家了。

還好，趕得上一家團圓的年夜飯！

什麼是骨質疏鬆症？

青春期發育過後，人體骨質密度大約在二十歲至三十歲會達到最高峰，但隨著年紀老化，尤其是停經後體內雌激素減少的女性，在缺乏雌激素的保護下，骨質密度就容易急遽下降。

骨質流失後，原本緻密的骨骼形成許多孔隙而呈現中空疏鬆，使得骨骼的結構變脆，這就是所謂的骨質疏鬆症。

因為是漸進式老化的過程，骨質疏鬆症平常並不會有令人察覺的症狀，但只要一個輕微跌倒，或是突然負重彎腰搬重物，就可能導致脊椎骨骨折，形成壓迫性骨折；所衍生的疼痛及活動力下降，常會造成生活品質下降。

骨質疏鬆引起的壓迫性骨折好發在哪些位置呢？

第一個常見位置是脊椎骨。

骨質疏鬆的脊椎在外傷跌倒後衍生的壓迫性骨折好發於胸腰椎，發生於腰椎時會有嚴重腰痠背痛；在胸椎則有可能發生駝背的現象，嚴重者甚至導致呼吸困難。

第二個常見位置是四肢骨，包括股骨頭部和手腕。

發生於股骨頭部的骨折需要手術治療，因為這部位的損傷會影響行走功能，所以需要較長時間來恢復，並也容易因為相關的併發症而危及生命。手腕骨的骨折往往是因為跌倒時用手撐地所造成，這也是骨質疏鬆造成的相關併發症。

骨質密度如何檢測？

一般的放射線檢查就能初步評估脊椎的外觀是否有變形，但是否有壓迫性骨折？就需要電腦斷層及核磁共振檢查。

至於骨質密度的檢查，並不需要用電腦斷層或是核磁共振，而是藉由雙能量放射線骨質密度檢查來了解骨質密度，年滿六十五歲的所有婦女都應該接受骨密度測試。不滿六十五歲的停經婦女或是年老男性，如果有較高的骨質疏鬆風險，也可以接受評估。

雙能量放射線骨質密度檢查的結果為T評分，這是將檢查結果與三十歲健康成年人的平均骨質密度比較，從而計算出一個比較值，這個比較值的差異會以標準差來表示。

世界衛生組織根據骨質密度水平進行骨質疏鬆症的分級方式，可以分成以下幾個結果：

- **正常**

骨質密度與健康年輕人的平均骨質密度相比較，差異小於一個標準差（評分介於正一與負一）。

- **骨量缺乏**

骨質密度低於健康年輕人的平均骨質密度，差異在一至二點五個標準差之間（評分介於負一與負二點五）。

- **骨質疏鬆症**

骨質密度低於健康年輕人的平均骨質密度，差異達到或者超過二點五個標準差（評分小於負二點五）。

骨質疏鬆的預防與治療

骨質疏鬆沒有明顯的臨床症狀，所以平時積極預防性的避免骨質流失，比等骨質流失造成壓迫性骨折以後再來治療，更為重要。多攝取與骨骼健康相關的鈣質、維生素D3及蛋白質，合併適當的日曬及運動，避免吸菸、過量飲酒及飲用咖啡……這些不良生活習慣，都是避免骨質流失的方式。

如果真的骨質缺乏，或是骨質密度檢查結果確認已達到骨質疏鬆，除了飲食、生活型態的調整外，還可以藥物輔助治療，避免壓迫性骨折對生活造成不便。

藥物的選擇可分成：

- **減少骨質流失**：抑制蝕骨細胞的吸收作用，減緩骨質流失的速度。
  - 雙磷酸鹽：與骨基質結合而抑制蝕骨細胞的活性，如福善美。
  - 細胞核κB受體活化因子配體抑制劑：人類單株抗體製劑，避免蝕骨細胞與細胞核κB受體活化因子配體結合而活化，如保骼麗。

○選擇性雌激素接受器調節劑：選擇性地作用在骨骼的雌激素接受器上，仿效雌激素的效益，如鈣穩。

• **促進骨骼成長：**加速骨質生成作用。

○副甲狀腺藥物：可以刺激造骨細胞，如骨穩。

• **混合作用型藥物：**合併有刺激骨質生成和抑制骨質流失的作用。

○硬化蛋白抑制劑：人類單株抗體製劑，可恢復骨骼代謝平衡，如益穩挺。

相關文章

骨鬆用藥——地舒單抗（保骼麗和癌骨瓦）
上冊第三章第四篇第156頁

雙磷酸鹽類，選擇性雌激素受體調節劑
上冊第三章第五篇第160頁

促進骨生成的骨質疏鬆藥物——骨穩與益穩挺
上冊第三章第六篇第165頁

預防勝於治療 延緩骨質疏鬆

老年人及停經後婦女應定期檢查骨質，並改善生活型態，或以藥物適當輔助。只要積極面對，就可以延緩骨質疏鬆的發生；而骨質疏鬆患者則要在生活中提高警覺，避免跌倒，降低發生骨折的機率。

肌筋膜疼痛及其他骨科相關疾病

李居易
衛福部臺北醫院神經外科 主治醫師

造成人體脊椎疼痛的原因百百種，除了脊椎退化椎間盤突出壓迫神經，或是脊椎骨折脫位不穩定外，部分肩頸疼痛、下背痛、坐骨神經痛的病人電腦斷層或是核磁共振檢查報告中，不一定會發現明顯的神經壓迫。

臨床上常見和脊椎神經壓迫相似症狀的疾病有：肌筋膜疼痛、薦髂關節疼痛以及髖關節疼痛。

肌筋膜疼痛

常常聽到老一輩的人說「筋骨」，可見「筋」和「骨」密不可分的密切關係。人體的骨骼和神經（包括脊椎骨）被大量肌肉筋膜包覆，這些肌肉筋膜受神經控制，牽引骨骼做出各種不同的動作、平衡、維持張力；長期勞動、姿勢不良或是受傷，就可能造成肌筋膜發炎而產生疼痛，形成肩頸疼痛、下背痛、坐骨神經痛，這些都是「肌筋膜疼痛」。

肌筋膜疼痛很容易和神經壓迫症狀混淆，需要專業且豐富經驗的醫師鑑別診斷，並針對疼痛的根本原因做治療。

在門診遇到脊椎疼痛的病人，醫師會先確認病人是否有嚴重需要盡快手術的神經學壓迫症狀（如：馬尾症候群、走路不穩、大小便失禁、肢體無力……等）。

經驗豐富的醫師會仔細觸診病人的疼痛區域，尋找有無明確的疼痛點或是跳躍症狀，並藉由其他理學檢查排除神經壓迫的可能；必要時會安排影像學或是神經傳導檢查檢視是否為「肌筋膜疼痛症候群」。

肌筋膜疼痛主要以非手術治療，除了矯正日常生活中造成疼痛的原因外，也建議多休息、避免勞動；不同嚴重程度的病人，建議可合併多方面治療。

目前常見的治療有藥物治療、復健治療、推拿、針灸、乾針治療、超音波導引介入性疼痛治療；有時還得合併營養學、精神心理治療等跨領域的治療才能達到最好的療效。需要耐心持之以恆及長時間的努力，才能徹底改善症狀。

薦髂關節疼痛

薦髂關節是腰椎的基座，位於腰椎底的薦骨和骨盆腔的髂骨間，它所產生的疼痛類似於下背痛，源自關節本身及靠上方位置，放射至臀部和大腿後外側，一般不會延伸到膝蓋以下。

常見引起薦髂關節疼痛的原因為關節或其周邊韌帶或深層肌肉軟組織發炎受傷，可能源自於外傷、退化性疾病、風濕免疫性疾病，或是更少見的感染或腫瘤壓迫，也可能是接受脊椎融合手術後造成。

在門診遇到下背痛疑似薦髂關節疼痛的病人，最基本的是理學檢查，包含誘發測試。如果檢查呈現陽性，醫師便會以更進一步的檢查來確診，並排除其他可能的疾病（風濕免疫性疾病、感染或腫瘤轉移）。

薦髂關節疼痛的治療同樣也以非手術治療為主，除了日常生活型態改變、矯正不良的姿勢和工作習慣、減少不必要的彎腰負重，也常用藥物合併復健治療，達到消炎止痛並減緩退化的產生。

此外，放射線導引的止痛藥或類固醇注射治療，也是有效的治療方式，可幫助其他方式治療效果有限的病人。

藥物注射治療有效的病人，則可以進一步嘗試高頻熱凝療法，達到更持久的治療效果。

而當所有治療方式皆無效，但症狀又嚴重地影響日常生活作息時，薦髂關節融合手術是最後可以考慮的治療方式。

相關文章

脊椎疼痛的藥物注射——局部注射及硬脊膜上注射
上冊第三章第十一篇第201頁

脊椎疼痛的非手術治療方式（神經阻斷術及高頻熱凝療法）
下冊第三章第二十四篇第326頁

髖關節疼痛

髖關節位於大腿股骨頭和骨盆腔的交界面，是人體最大的關節，影響全身的平衡和下肢大腿的運動。

髖關節引起的疼痛位於大腿臀部周圍，也可能影響會陰部，造成走路、上下樓梯、站立的疼痛，甚至夜晚平躺休息都會持續性疼痛。

門診遇到髖關節疼痛的病人，最常做也最重要的檢查是理學檢查，此項檢查陽性時可以和腰椎神經壓迫的病人做鑑別診斷，然而還是有許多人可能合併其他診斷，包括：滑囊發炎、神經異常疾病、深層股大腿肌筋膜炎……等。遇到疑似髖關節病變的病人，醫師為了排除股骨頭壞死、感染、腫瘤轉移等可能造成更嚴重的疾病，會安排更進一步檢查。

髖關節疼痛治療方式和薦骼關節疼痛的治療大同小異，須由專業的醫師來評估更多適當的治療細節，以達到最好的治療效果。

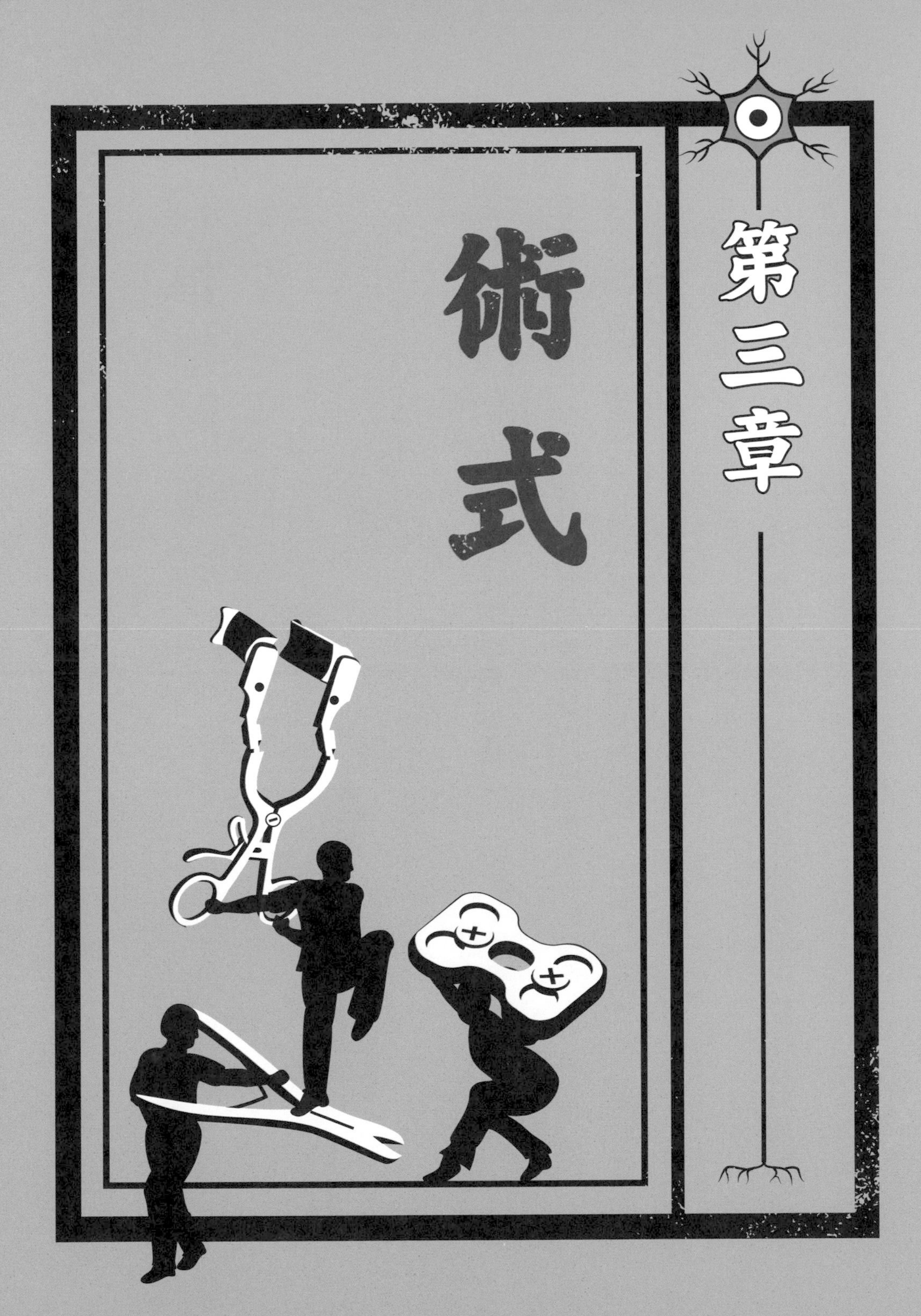
第三章
術式

胸椎椎間盤切除

張志漳
臺北榮民總醫院神經外科　主治醫師
國立陽明交通大學醫學系外科　講師

胸椎椎間盤突出發生機率少 但症狀嚴重

人體胸部有一個由胸骨、肋骨與胸椎共同圍起像籠子的構造，稱為「椎籠」，有保護心臟、肺臟等重要器官的功能。胸椎因為有椎籠的限制，活動性小，屬於少動關節，因此相對於頸椎與腰椎節段來說，是一個較少發生椎間盤突出的位置；不過一旦發生胸椎椎間盤突出且壓迫到神經，症狀就會很嚴重。

胸椎椎間盤突出的相關症狀有下半身麻、神經痛等感覺異常、雙腳無力甚至是癱瘓等運動功能異常、大小便控制功能異常、肌張力過強導致步態不穩……等。

相關文章
胸椎椎間盤突出
下冊第二章第一篇第052頁

胸椎椎間盤突出的手術治療

無症狀或是症狀仍輕微的胸椎椎間盤突出，通常可以每三個月至半年追蹤一次的磁振造影先觀察；當症狀惡化，或是影像上神經壓迫程度變嚴重時，則建議儘早接受手術治療，以免演變成脊髓損傷。

胸椎椎間盤突出的手術介入時機需要綜合判斷病人的臨床症狀，以及影像上的神經壓迫程度。以手術途徑區分為後位手術、前位手術與側位手術；後位手術又可區分成傳統與微創兩種方法。

- **後位手術：**可採傳統或是微創兩種方式進行。兩者差別主要在於微創的傷口較小、肌肉軟組織破壞較少、疼痛感較小等優點。手術時，病人麻醉後採趴臥姿勢露出背部，以術中放射線儀定位椎間盤突出的位置。

傳統手術是以中線切口進入，傷口約五到十公分不等，取決於病人的胖瘦、背部肌肉量的多寡等因素，接著將肌肉軟組織剝離，移除脊突與椎板，露出底下的神經，透過神經旁的小縫隙將突出的椎間盤移除。由後位進行胸椎間盤突出切除手術，通常只移除凸出的部分，絕大部分的椎間盤都是完整的，因此很少需要放置支架支撐椎間盤的空間。但為了爭取移除椎間盤的安全空間，醫師經常會移除大部分的關節，因而導致不穩定，需以金屬螺釘做後固定。

微創的做法與傳統類似，不同處在於微創使用中線旁約三公分傷口，將傷口逐次擴大後，使用管狀的撐開器，在顯微鏡下將椎板做小範圍的移除，之後透過神經旁的小間隙，將破裂突出的椎間盤移除。

- **前位手術：**顧名思義，由椎間盤的前端去做椎間盤移除工作，此方法有其特殊的限制，因人體的胸腔有肺臟、心臟跟重要的大血管，手術時需心臟外科醫師協助將大血管推開，露出胸椎間盤，才能在顯微鏡下進行椎間盤移除，大多使用在上胸椎（第四胸椎以上）的椎間盤突出。

與後位椎間盤切除手術不同的是，前位椎間盤手術需將所有的椎間盤都移除，才能將壓迫神經的部分移除，因此術後需要放置椎間支架支撐移除椎間盤後的空間。

・**側位手術：**病人採取側臥姿勢，由胸腔外科醫師在胸側肋骨間做一小型的開胸傷口進入胸腔，但因為肺臟會阻礙手術的進行，因此需在麻醉醫師幫助下進行單肺換氣。

手術路徑那側的肺，會因沒有通氣慢慢塌陷，等肺塌陷後，原本被肺臟遮蔽的脊椎就可清楚露出，在確定位置後將有問題的椎間盤移除。側位手術同樣移除大部分的椎間盤，因此需要放置椎間支架來支撐移除後的空間。

胸椎椎間盤切除的預後大多良好

治療預後取決於突出椎間盤的大小與脊髓壓迫的程度：突出的椎間盤越大、病人的症狀越嚴重，手術後的恢復也越不好。但綜合來說，胸椎間盤突出治療效果良好。

根據臨床統計，即使是大型的胸椎間盤突出，也有超過半數的病人在術後神經功能得到改善；約百分之四十的病人術後神經功能持平。建議有胸椎椎間盤突出問題的病患，把握治療的黃金時間，在症狀惡化前儘早接受手術，將有較好的治療效果。

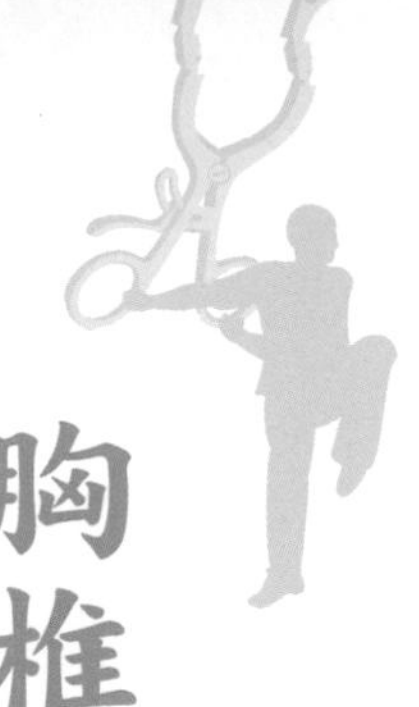

胸椎椎體切除術

張軒侃
臺北榮民總醫院神經外科 主治醫師
國立陽明交通大學醫學系外科 助理教授

相較於頸椎和腰椎，胸椎產生病變的比例較少，所以接受胸椎手術的病患比起頸椎和腰椎，也少得多。

但是，任何在頸椎和腰椎會產生的問題，在胸椎一樣也可能產生！而且胸椎前側有肺臟、心臟與大血管這些重要器官，其實是相對危險的區域，更不能輕忽。

當腫瘤、外傷、胸椎骨折、感染等原因造成胸椎脊髓神經的壓迫時，就要利用胸椎椎體切除術來去除神經壓迫來源，以減輕胸椎區域（上背部和中背部）神經壓力的手術。

先來從胸椎解剖，看看胸椎到底有多重要。

胸椎是脊椎的中間部分。脊椎由二十四塊脊椎骨組成，稱為椎骨；其中，脊柱的胸椎由十二塊椎骨組成，椎骨相互排列形成脊椎骨，使人體保持姿勢。

胸椎的不同部位包括骨骼和關節、神經、結締組織、韌帶、肌肉和脊椎節段。

胸椎體切除術的適應症

胸椎椎體切除術的目的在受傷或創傷後穩定脊椎，移除受感染的骨頭或轉移至胸椎的腫瘤，並減輕脊髓和神經的壓力，以期恢復神經的功能。

胸椎椎體切除術適用於退化性椎間盤疾病、椎管狹窄、骨刺、腫瘤、骨折和感染等疾病，以轉移性腫瘤及骨折、感染占大宗；退化性的狀況反而比較少，這些疾病會導致脊髓神經受到壓迫，從而導致身體各個部位的疼痛、無力和麻木。

相關文章

以外科手術治療轉移型脊椎腫瘤

下冊第三章第十六篇第274頁

胸椎體切除術的術前準備

在進行胸椎切除手術前，必須進行術前評估，以檢查患者整體健康狀況。患者務必告知醫師所有正在服用的藥物或補充劑，尤其是會妨礙血液凝固的藥物，如阿斯匹林等，醫師可能會建議在手術前暫時停用這些藥物。若有藥物過敏，務必告知醫師。

因為尼古丁會阻礙長期脊椎穩定所需的骨融合，因此若是吸煙者，也需要告知醫師。

胸椎體切除術這樣進行

胸椎切除術在全身麻醉下進行，手術可能由「後位」或「胸側邊位」兩種方式進行。

後位手術如同一般脊椎手術由後側傷口進入到脊椎的位置進行手術，只是傷口將在胸部的後側；若是由胸側邊位傷口進行手術，在手術過程中，病患將側臥，在胸側做一個斜切口，重要的器官如肺臟和心臟將被移到一邊，以在手術過程中保護它們。

手術包括減壓和融合兩個階段。

為了給神經減壓，需要去除導致壓迫的骨刺、腫瘤或骨折；隨後是融合，其中變形或腫瘤轉移的椎骨與椎間盤將一起被移除，之後將進行胸椎重建，將相鄰的正常脊椎骨進行骨融合。

大部分做法是將椎骨的取代物或植入物（椎體取代物或支架），放置在該區域以提供穩定性，並可能使用帶有螺釘的金屬板來提供額外的支撐，也可以從後側進行骨釘的置入以穩定脊椎。

因為每個病患的患病胸椎節段、狀況都不同，每個病患的身體狀況也不同，應該跟外科醫師討論出最佳、最適合的手術方式。

雖然傳統手術可以解決絕大部分的狀況，但在病人減低傷口及術後疼痛的需求下，現代醫學正在大力發展胸椎手術的微創術式，已經有不少令人驚豔的成果。

胸椎體切除術的術後護理

進行胸椎體切除手術後，大多數患者都可以立即緩解嚴重背痛，但也有一些症狀會需要較長的時間才能改善；但也不用擔心，因為現今醫學已經有很好的止痛藥可以緩解術後疼痛。

根據脊椎的狀況和移除骨頭的程度，大多數病患需要在術後穿戴背架約三個月。醫師會鼓勵病患在可容忍的範圍內增加體力活動，但也要避免劇烈活動。

胸椎體切除術的風險和併發症

與任何外科手術相同，胸椎切除術也涉及潛在的風險和併發症，可能包括：流血、感染、神經損傷、持續疼痛、麻醉併發症、植入物鬆脫、靜脈血栓形成、脊髓損傷、性功能障礙等。

結語

搭配各式先進的儀器設備輔助之下，現今脊椎手術技術已相當成熟，手術成功率高，發生併發症的機率極低，和三十年前不可同日而語。病患可放心接受專門進行脊椎手術的外科醫師進行手術。

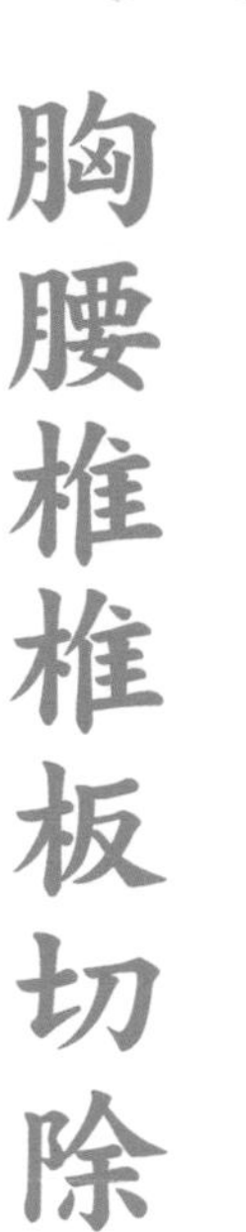

胸腰椎椎板切除術

葉美吟

臺北榮民總醫院神經外科　主治醫師
國立陽明交通大學醫學系外科　講師

神經外科處理脊椎相關問題的重要核心有兩個，第一是神經的減壓，第二則是結構的穩固。幾乎所有和脊椎相關手術的發展，都是順著這兩個概念而來。

神經壓力過大怎麼辦？椎板切除術來減壓

「減壓」顧名思義就是為了解除對神經造成的壓力。

那麼，神經在什麼情況下壓力很大，需要「減壓」呢？

讓神經壓力過大的原因可能是退化肥大的軟組織、鈣化的黃韌帶或後縱韌帶，也可能是創傷後的血塊或碎骨，甚至是不知道從何方輾轉落地生根的惡性腫瘤組織。

上述任何一項只要恣意生長、胡亂增生，就會對脊髓神經主幹或是神經根造成壓迫、產生症狀。

而「椎板切除減壓」，就是讓神經放鬆的其中一個手段。

「椎板」是人體每節脊椎骨靠後方的骨性結構，構成類似房屋屋頂一樣的形狀，在脊柱後方妥善保護脊髓神經。

大家都可以這樣試試看：從背部正中

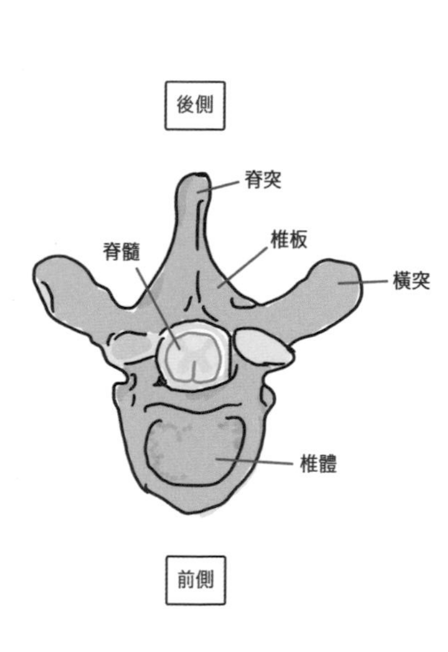

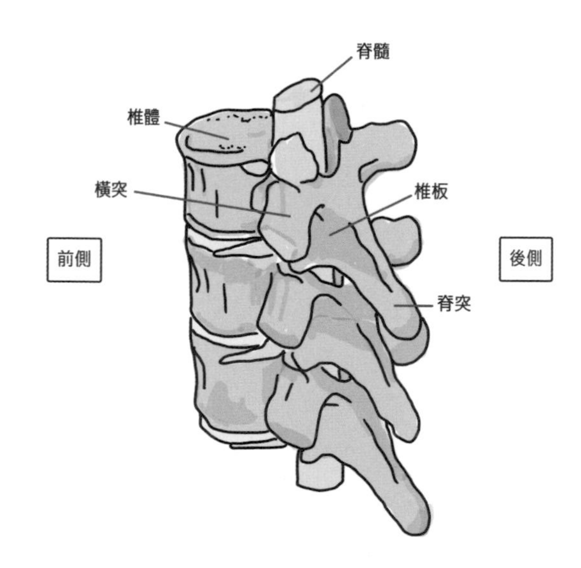

http://cnx.org/content/col11496/1.6/

央靠手指按壓，通常可以感受到偏硬的骨頭觸感，這部分就是「脊突」，脊突再往左右兩側深處延伸，就是「椎板」。

正常情況下，因為有椎板、黃韌帶及兩側肌肉的保護，不會直接接觸探察到脊髓神經，進行手術時為了有效移除造成壓力的增生組織以及確保神經的放鬆，就必須將椎板部分或是全部移除，才能接觸到脊髓神經以及上下椎體之間的椎間盤。

那麼，移除椎板後是否會對結構造成穩定度的影響呢？

答案是：不會的。因為整體脊椎結構的穩定是由許多部分一起完成，包括椎體、椎間盤、小面關節、脊突以及連接其中的韌帶，所以單純將椎板移除，並不會影響脊椎穩定度。

但也不是所有病人都適合單純移除椎板，尤其是當病人已經存在結構穩定的問題時，就不適合單純移除椎板。

例如，病人因為椎間盤破損擠出壓迫神經，同時又有脊椎滑脫，那麼移除椎板雖然可以解決神經壓迫的問題，但脊椎穩定度的問題尚未解決，需要植入骨釘或是移除椎間盤放入支架。

舉另一個例子說明，當病人的診斷是胸腰椎黃韌帶鈣化壓迫時，那移除椎板減壓就會是個良好的適應症。

相關文章
黃韌帶鈣化
下冊第二章第二篇第058頁

全椎板切除手術——傳統脊椎手術

全椎板切除手術也就是俗稱為傳統脊椎手術，傷口多為背部正中直線傷口；手術時間不會太長，但如果需要加作其他術式，例如：植入骨釘、置入支架、移除腫瘤等等，手術時間就會拉長。

傳統脊椎手術的術後恢復期大約是一個禮拜，但在術後止痛藥物的搭配下，醫師仍然會鼓勵病人儘早下床活動，有助於術後拔除引流管、肺部呼吸擴張及訓練肌肉力氣，好處多多，所以千萬不要有「手術後一定要躺床上好好不要動」的想法。

在人體會正常翻身的情況下，可以放心以一般正躺睡姿，對傷口不會有特別影響；術後給予傷口適當冰敷，將有效減輕病人術後傷口的不適感。

部分椎板切除——傳統或微創手術

如果進行的是部分椎板切除，則可能是傳統脊椎手術，也可能是微創手術。術後注意事項基本上大同小異，但恢復速度可能比全椎板切除更快一些。

一般而言，脊椎手術傷口復原約需一週左右的時間，正常情況下術後一週可以拆線，除非有特殊況狀使傷口生長癒合不良，則可能延後拆線。

胸腰椎置入物

張鵬遠
衛福部桃園醫院神經外科 主治醫師
國立陽明交通大學醫學系外科 講師

七十歲的阿北一進診間就說腰痛、走沒兩步就腳麻，以前每天起床就去住家斜對面一百公尺處買報紙配熱豆漿、饅頭的清晨「小確幸」也被剝奪了，「日子係在沒意思！」

專業的神經外科醫師一眼就看出，阿北的腰椎出問題了。

為什麼需要在胸腰椎放置入物？

脊椎俗稱「龍骨」，「龍」是中華文化的重要象徵，古時候的中醫還會以「男人的龍脈、女人的鳳骨」來形容脊椎，可見它在人體的重要性。

脊椎是人體骨骼的主軸，負責將全身上下的骨骼撐起來。脊椎最重要的功能有：在結構上支撐身體、第二個是進行可控之活動、保護神經構造。如果脊椎發生了病變或是被傷害，就可能會讓這些功能異常或沒辦法正常活動，需要進行神經減壓來積極治療。

以胸腰椎的節段而言，所進行的手術設計與置入物種類，在不同的疾病範疇，如：外傷、腫瘤、脊椎側彎變形、脊椎感染，或是更常見的腰薦椎退化性疾病，都有個體上的差異。

為什麼需要放置胸腰椎置入物呢？

其實最重要的就是要提升手術後的穩定度、預防或減少手術後變形、協助乘載身體支撐、促進術後骨融合等。在脊椎側彎變形的個案中，也常常利用這些置入物來進行脊椎各節段的調整，重新排列而達成較好的脊椎曲線。

所以說，這些胸腰椎的置入物對現代脊椎手術而言，可以說是重要至「脊」(極)。白話一點講，就是非常、非常重要。

胸腰椎的置入物根據手術置入方式區別，大致上分為前位手術置入物與後位手術置入物兩類。

依據使用廣泛程度而言，在現代的胸腰椎手術中，最常使用的是椎根骨釘系統與置入於椎體骨之間的支架這兩種，各有常見的置入物。

椎體間支架 俗稱珠子、椎籠

椎體間支架的主要功能是提供椎體間穩定度以及促進椎體間的骨融合，根據放置方式不同，可分為前位手術支架與後位手術支架。

前位手術支架：常用在腰椎，常見的術式是側位腰椎骨融合術或是前側位腰椎骨融合手術。

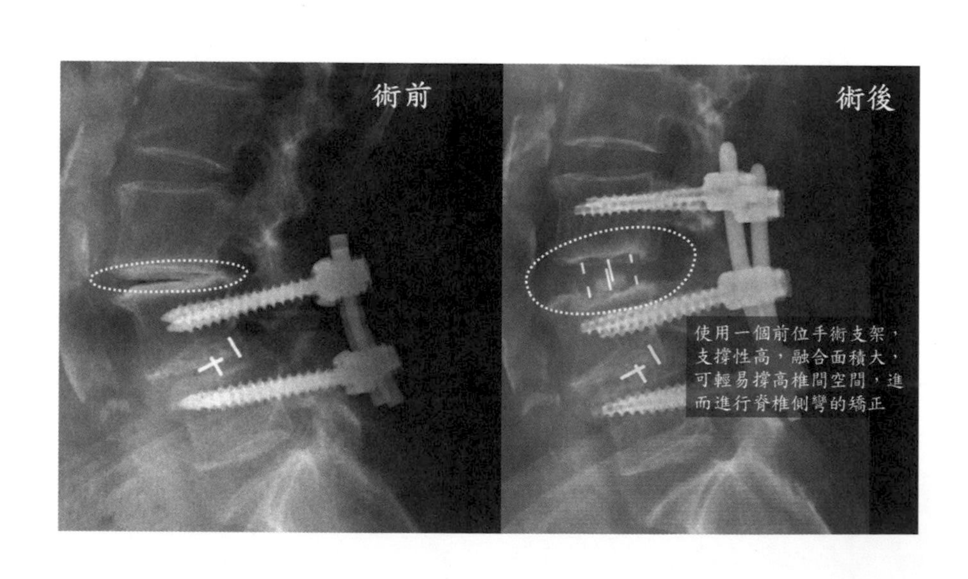

這類腰椎前位融合術是腰椎微創手術之一，與傳統後位手術相比，特色在對於背部肌群破壞少、術後恢復快，也較少術後疼痛。結構上，前位手術的椎體間支架的骨融合面積大、支撐性高，也因此這類支架對於脊椎側彎變形具有強大的矯正功能。

後位手術支架：顧名思義，椎體間支架是經由後位骨融合手術所放置的。後位手術發展已久，是相當安全與成熟的術式。後位手術也分為傳統開放式手術與後位微創手術。然而，受限於後位手術放置支架的開口較小，後位手術支架雖然也有不錯的融合率，但與前位手術支架相比，骨融合面積較小，整體支架的體積也較小，故其支架本身要矯正脊椎弧度的力道較弱，往往需搭

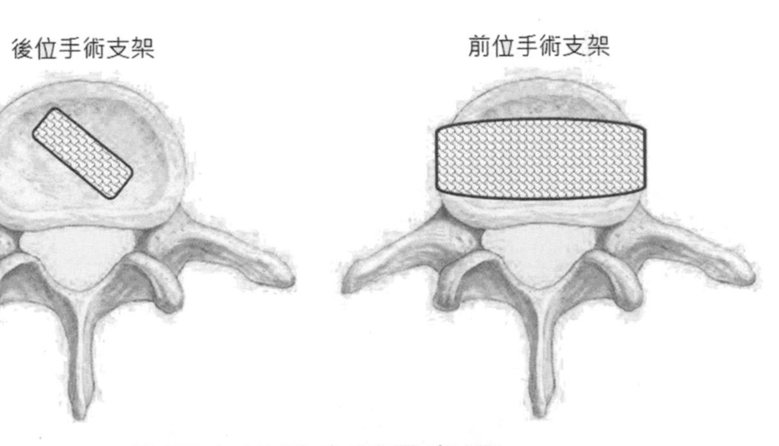

椎間支架融合面示意圖

配骨釘系統或其他後位的骨切開術，才能進行進一步脊椎變形的調整。

椎弓骨釘系統 最常用在胸腰椎體中

神經外科或骨科醫師在治療脊椎脊患時，常用的方式是經由將骨釘置入椎體當中，來進行椎體與椎體之間的固定或操弄，以達到脊椎的融合或矯正。

在人體的胸腰椎體中，可放置骨釘的位置有很多，其中椎弓（或稱椎根）是最常用的骨釘置入構造。

椎弓連接脊椎的椎體（結構力學上的前三分之一）與椎板（後三分之一），左右對稱，本身是一細長構造，可說是單節脊椎骨中最硬的部位。手術時選擇適當大小粗細的骨釘置入後，可以穩定牢靠地將骨釘固定於該節椎體上。利

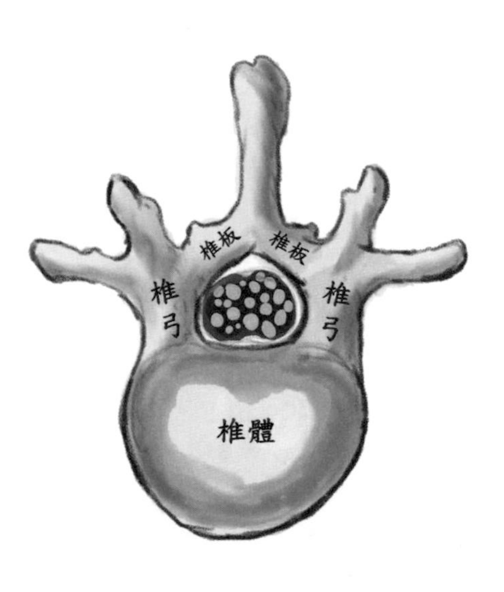

用這個特點，藉由施力於椎根骨釘進而調整椎體與椎體間的距離與弧度，並搭配適當的切骨術與椎間支架，便可以做脊椎弧度（如側彎變形等）的調整。利用鋼條連結多節的椎根骨釘，也可有效達到椎間固定，進行骨融合。

市面上的椎根骨釘系統百花齊放，各國市場上都有不同品牌。現今市面上新式的椎弓螺釘大多是鈦合金或是鈷鉻合金等材質，特點是不易斷裂，也不太會與身體產生刺激反應，除非感染或有嚴重的位置鬆動，一般置入體內之後不會取出。

椎根骨釘系統根據骨釘型態不同，可分為以下幾類：

- **圓柱形骨釘 及 錐形骨釘：**這兩類都很常

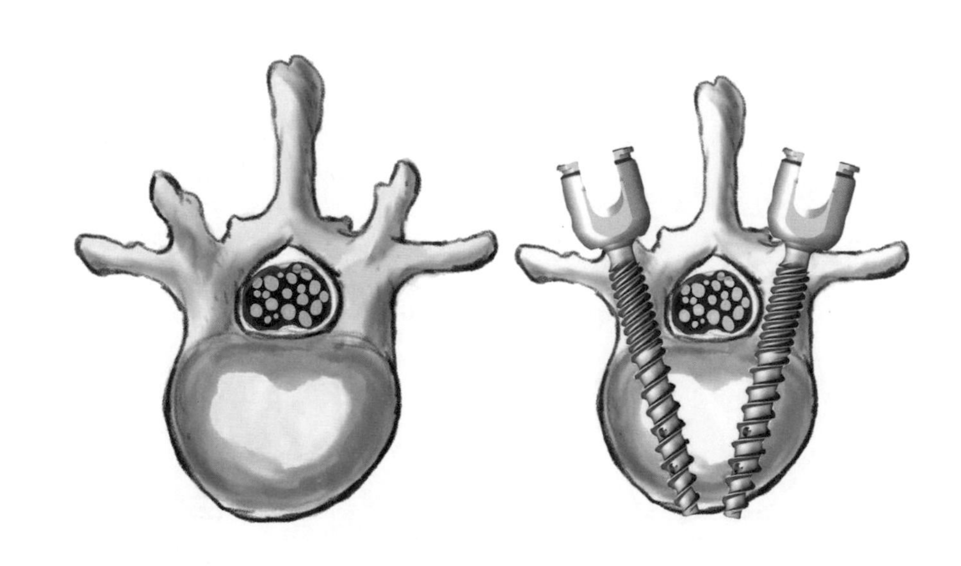

見，兩者最大的區別是錐形骨釘在置入時，帶有較多「自身旋入」的力量，讓手術醫師在置入時較為省力。

- **實心骨釘 及 中空骨釘**：此為坊間最常用來區分傳統骨釘與微創骨釘的粗略分法之一。中空骨釘的設計使螺釘可以順著引導針導入所瞄準的椎弓構造，增加準確度，可說是市面上主流的脊椎骨釘之一。
- **固定式釘頭 及 可活動式釘頭**：由於進行鋼條的連接時較為便利，可活動式釘頭的骨釘是現今主流；但因為進行脊椎間的調整時，固定式釘頭的骨釘施力較有優勢，所以少數需要較大力矩的脊椎變形手術中，仍須使用固定式釘頭骨釘。
- **單一螺旋骨釘 及 雙螺旋骨釘**：雙螺旋骨釘是一種新式骨釘，在螺釘設計上有不同

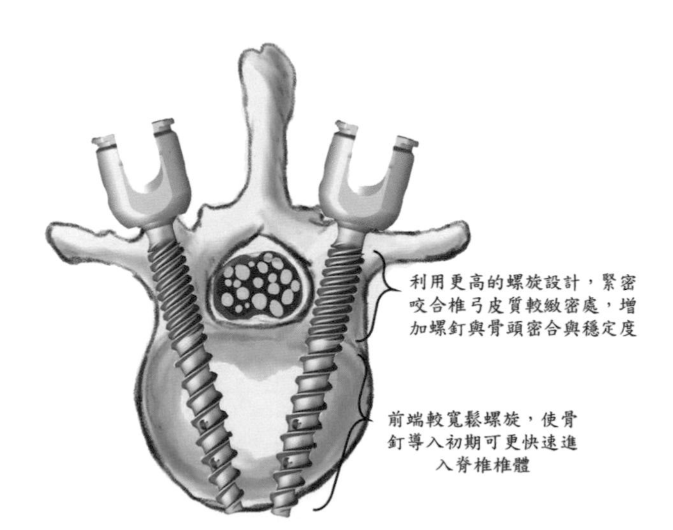

螺旋。骨釘的前端有較寬鬆的螺旋紋，在骨釘導入的初期便可以更快速地進行置入；中後段較密集的螺旋紋，則可增加骨釘與椎弓的密合程度，減少鬆脫滑動的風險。

除了上列簡單分類外，因應各種使用上的需求，椎根骨釘系統還有許多變化，簡單列舉如下：

- **骨鬆釘：**算是中空骨釘的變化新設計，在中空骨釘的側邊增加側孔，在骨釘置入之後，可由骨釘的中空處灌入骨水泥，使骨水泥沿著側孔滲入椎體。如此一來，可增加骨釘與骨質間的密合，減少螺釘鬆脫或位移的機率，常用於骨質嚴重疏鬆的患者。
- **微創釘：**亦屬於中空骨釘的另一種應用。將中空骨釘的釘頭連接中空套管，如此在置入骨釘後，可利用經皮小傷口進行鋼條的連接鎖入，不須使用傳統的方式手工製入並鎖上鋼條。利用術中影像輔助（如放射線、O-arm、各式機器手臂導航協助），可大幅縮小傳統開放式手術的傷口。
- **特殊塗料釘：**顧名思義，是在椎弓螺釘上外加一層特殊塗料，大部分是用氫氧基磷灰石。此材質原本常用在人工關節表面來促進骨頭與置入物的密合，使用在骨釘上也有類似的效果，可以減少骨釘後續鬆脫的機率。

- **動態式骨釘系統：**此系統也是藉由椎弓螺釘的置入，但跳脫傳統固定方式，有別於置入鋼條，利用不同的彈性材質（如高張力繩、墊片、強力彈簧裝置等），使傳統的剛性內固定手術轉換成動態式內固定，使脊椎在進行穩定度重建的同時，也可以保有部分關節活動度，發展至今已有大量文獻研究發表，臨床滿意度高而穩定。
- **皮質骨釘：**此類骨釘通常使用較細、較短的「雙螺旋螺釘」。有別於置入椎弓，這類骨釘瞄準並鎖入脊椎骨中皮質骨較密集的部位，在力學上可達到更高的鎖力。藉由術中影像的輔助與適當的神經減壓，也可大幅縮小傳統的開放式傷口，是微創手術的另一個選擇。

相關文章

動態固定

下冊第三章第九篇第225頁

結語

骨釘的設計與型態變化萬千，各有其設計的目的與優劣，並無單一類型的螺釘是完美的，因此需針對不同的病理、不同的結構與手術需求，進行個別化的設計與選擇，才能發揮骨釘的最大效益。

腰椎融合手術

葉美吟
臺北榮民總醫院神經外科 主治醫師
國立陽明交通大學醫學系外科 講師

腰椎融合手術顧名思義，就是將錐體支架放入兩節腰椎椎體中，使脊椎骨能夠融合生長的手術，但不是每一個有腰椎問題的病人都需要腰椎融合手術。

通常，在病人有可能、或極有可能出現腰椎穩定度的問題時，就適合採取這項手術。

近年，隨著機械力學及醫學工程知識的進展，脊椎植入物已經發展出越來越多種，現在已經有許多脊椎植入物可以在手術時使用，例如：腰椎脊突間支架、動態型穩定系統等等。

臨床上，對每種植入物的適應症有非常嚴格的標準，因此，審慎評估病人的脊椎問題，並選擇合適的適應症及治療方法，是每個神經脊椎外科醫師不斷追求的目標。

什麼樣的病人適合腰椎融合手術？

當有因椎間盤／小面關節問題引起的下背疼痛、神經性跛行、神經孔洞狹窄導致神經根病變、復發性椎間盤突出、腰椎退化性脊柱畸形，包括有症狀的脊椎滑脫症以及退化性脊椎側彎……等症狀，就可以考慮腰椎融合手術。

那麼，又有哪些病人「不」適合腰椎融合手術呢？

如果有大片硬膜外瘢痕、進行性感染症和骨質疏鬆的病人，在考慮腰椎融合手術時，就必須進行審慎評估。

相關文章

脊椎滑脫症

下冊第二章第四篇第076頁

退化型脊椎側彎

下冊第二章第五篇第080頁

腰椎融合手術 術前要知道

腰椎融合手術是將有問題的椎間盤移除並放入支架，使不穩定的脊椎融合生長，讓相鄰的兩個脊椎椎體融合成一整塊，等於少了一個可以稍微活動的關節，因此無法避免地，腰椎活動度將稍微受到影響。

假使融合的節數越多，腰椎活動角度受到的限制也就越大，對病人來說，在坐或站立時間較久以及彎腰動作時，就會特別「有感」。

接受腰椎融合手術需要特別注意的是——產生鄰近節病變的可能性。

鄰近節病變指的是當原本鄰近的兩節融合為一節後，直立活動時受到的力量會被分擔轉移到鄰近關節。

舉例來說，當腰椎第三節和第四節做了融合手術，原本該節承受的力量會向上向下順移到腰椎第二／三節的椎間盤以及腰椎第四／五節的椎間盤，這樣的力量轉移有可能會導致上下節椎間盤退化加速。常常病人開完刀後，在開刀節段鄰近上下節的椎間盤，經過幾年就會出現問題。

人只要活動行走，脊椎的退化一定是持續進行的，更何況在開刀手術後，脊椎組織結構不如原來穩固，所以術後一定要避免提搬重物、維持良好姿勢、避免久坐久站、訓練核心肌群，才可以延緩脊椎退化的速度。此外，定期回門診追蹤也是必須的！

腰椎融合手術——傳統與微創兩種

傳統腰椎融合手術在病人背部正中央打開直線型的傷口，通常建議有多節、嚴重中間狹窄、嚴重沾黏或是同部位非初次手術（復發）的病人使用，以達到有效神經減壓，以及避免脊髓液因硬脊膜破裂導致滲漏。

至於微創腰椎融合手術的傷口，通常位於病人背部兩側，依需開刀節數決定傷口長度。

雖然微創手術的傷口長度在相加後，和傳統手術的傷口差異也許不大，但是因為可以避免分開和破壞附著於脊突兩側的肌肉，而有效減少術後的傷口疼痛問題，術後恢復也較快，大部分不用放置引流管，術後第二天就可以下床行走，有效縮短住院時間。適合有椎間盤突出造成神經壓迫、側邊狹窄壓迫神經根、或不需要進行椎板切除的病人。

無論接受哪一種類型的腰椎融合手術，在術後都需要穿戴至少三個月的腰椎背架，輔助椎體融合進行，並按時到門診進行影像追蹤，評估融合手術效果。

脊椎融合手術 必要之惡

當脊椎有相關症狀時，脊椎融合手術向來不是第一首選，大多是經過一段時間的保守治療無效、症狀持續惡化時的選項，可說是必要之惡。

因為接受腰椎融合手術必然對組織有某種程度破壞，在臺灣常有被汙名化的現象，病人一聽到醫師建議腰椎融合手術就立刻非常緊張。

其實，如果相較之下可以得到的益處更多，還是應該積極考慮，藉由手術得到良好的神經減壓，並且使脊椎結構更加穩定，進而改善生活品質。

側位腰椎融合手術簡介

張軒侃
臺北榮民總醫院神經外科　主治醫師
國立陽明交通大學醫學系外科　助理教授

腰椎手術在過去十年來有劃時代的進展。

微創手術的誕生，讓脊椎手術邁入新的紀元，病患可以在小傷口下達成過去傳統大傷口才能完成的腰椎融合手術，出血量更少、恢復時間更快，病患術後一、兩天內就能下床，恢復到近乎手術前的生活型態。

新一代微創手術　側位腰椎融合手術

側位腰椎融合手術是新一代的微創手術，我們通常簡稱為 XLIF 或 OLIF。

XLIF 是最早期的側位腰椎融合手術，早期美國是使用的大宗，亞洲國家以 OLIF 為主，如今美國也漸漸風行起 OLIF 手術。在此我們主要討論亞洲國家常見的 OLIF 手術，但其實兩者大同小異，只在器械上和手術角度上略有不同。

OLIF 是一種溫和、侵入性較小的脊椎融合手術，適用於脊椎疾病需要脊柱融合固定的患者。外科醫師使用這種微創融合的方式，從患者的腹部外側進行脊椎手術，而不是從腹部前側或後背，因此可以避免穿過腹部，或切割和破壞背部肌肉。

與傳統的開放融合手術相比，OLIF 引起病患較少的疼痛，對身體造成的創傷也更少。

為什麼 OLIF 手術比傳統脊柱融合術更好？

OLIF 手術的好處有：

- 住院天數短
- 失血量少

- 快速恢復步行
- 快速恢復正常活動

患者接受 **OLIF** 手術，平均二到三天內可以出院，開刀時的出血通常在一百西西以下，在二到三週內就可以恢復正常生活。

如果是採用傳統脊椎融合手術，可能要術後三到四天才能下床走動，住院時間約一週，開刀時的失血量通常超過五百西西，需要六個月或更長的時間後才能恢復正常生活。

因此 **OLIF** 手術可以幫助那些不能耐受傳統開放式背部手術的患者，它讓患者可以在一兩天內下床，兩三週內恢復至正常生活，不像傳統融合手術需時數月。

而且微創融合手術通常會在先進的神經監測儀器監測下進行，因而可以降低手術過程中神經損傷的發生率。

什麼時候適合使用 OLIF 手術？

OLIF 手術可用於治療大部分的胸腰椎疾病，當這些疾病需要融合，並且可以從身體側面進入。

例如：腰椎第一節到第五節的椎間盤突出、低度腰椎滑脫、退化性脊椎側彎、脊椎變型畸型、復發的腰椎椎間盤突出、椎間神經孔狹窄、胸椎椎間盤突出。

但對於旋轉太過厲害的脊椎畸形或側彎、嚴重程度的脊椎滑脫、以往做過腹部手術引起沾黏的病患，則較不適合 OLIF 手術。

OLIF 最常被使用的狀況之一是微創脊椎側彎手術的矯正。因為 OLIF 手術的發明，讓用微創手術治療老年退化性脊椎側彎成為可能的選項，甚至使微創脊椎側彎矯正手術成為現今脊椎手術的趨勢。

相關文章

成人退化型脊椎側彎的矯正手術
下冊第三章第十四篇第257頁

OLIF微創融合手術如何進行？

進行OLIF微創融合手術時，外科醫師會從患者腹部側面開一個小傷口，經由後腹腔進到脊椎，在放射線導引下，將傷口撐開器放入後腹腔和脊椎肌肉之間，精確定位出目標位置，外科醫生因此可以找出欲處理的目標節段椎間盤，並開始進行移除。

完全取出椎間盤後，經由同一個傷口置入植入物，一般會使用支架將脊椎骨維持在適當的位置，以確保神經椎孔高度被撐起來，讓脊椎正確對齊；若脊椎骨有滑脫，可將滑脫的椎骨復位。

支架會搭配骨融合劑一起使用，促進脊椎骨融合，通常也會建議在後背側或側邊再使用經皮微創骨釘，將脊椎固定在更穩定的狀態下，大大提高骨融合的成功率。

手術進行時通常會搭配神經電生理監測。透過這項監測，外科醫生可以即時獲得手術器械相關位置周圍的神經訊號，確保神經在手術過程中不會受到傷害或刺激。

OLIF手術後的康復情況如何？

OLIF是一種微創手術，通常患者很容易從手術中恢復，需要住院的時間長度因人而異，大部分患者在手術後兩三天就能回家。

此外，許多患者在脊椎融合手術後立即感受到他們的症狀有所改善，部分患者可以感覺到手術前的不舒服症狀逐漸改善且消失。

由於OLIF微創手術不會切開脊椎上方肌肉群，而是將它撥開保留完整，因此許多患者在接受OLIF手術後隔天就可以下床行走。然而，局部傷口疼痛是正常可預期的，不需太過在意。

總體而言，手術後恢復時間相對短，大多數患者能夠迅速恢復正常活動，大幅縮短康復和住院時間。

腰椎前位融合手術

杜宗熹
臺北榮民總醫院神經外科 主治醫師
國立陽明交通大學醫學系外科 助理教授

讓老虎伍茲重返榮耀的腰椎前位融合手術

美國高爾夫球傳奇巨星老虎伍茲長年飽受下背痛之苦，二〇一四年開始接受三次後位腰椎手術，卻始終無法解除他的病痛，當時他幾乎被迫退休。直到二〇一七年，他接受了第四次的腰椎手術，成功治癒他的腰椎，讓他重返高爾夫球場。

二〇一九年四月，伍茲在暌違十四年後，以低於標準桿十三桿、總桿數二百七十五桿的成績，第五度拿下美國名人賽冠軍。

到底是哪種腰椎手術這麼厲害，讓伍茲重返榮耀？那就是：腰椎前位融合手術。

腰椎退化的後位手術先天限制多

腰椎退化疾病絕大多數是經由後位手術進行治療，也就是在背後開傷口，切開肌肉穿過骨頭到達神經壓迫的位置進行神經減壓。後位的手術方式路徑只有經過肌肉骨骼較為安全單純，但有其先天的限制：

- 肌肉韌帶的損傷：進行後位手術後，肌肉會有不同程度的萎縮或纖維化，對於脊椎的穩定及活動有所影響。
- 對於腰椎前凸弧度的維持或重建較不顯著，而腰椎前凸弧度對於腰椎手術後的效果具有重要影響。
- 腰椎是前高後窄的前凸形狀，使得從後方置放前寬後窄的支架變得較不容易，融合植入物大小較為受限。然而融合器的面積越大，效率越好，產生植入物下沉或位移的機率越小。

相關文章
腰椎融合手術
下冊第三章第五篇第196頁

腰椎前位融合手術 復原快、術後疼痛少

腰椎前位手術是從腰椎前方進行椎間盤的切除以及融合器的置入，手術切口在前方腹部，經由天然的後腹腔空間進到脊椎前方，不會對背部肌肉產生破壞，也不會造成腹腔內器官的沾黏或損傷，因此手術的復原快，術後疼痛較少。

腰椎前位融合手術最大的優勢在於能克服腰椎後位手術的先天限制：

- 對背部肌肉完全沒有影響，有助於術後的腰部力量重建及恢復。概念上就如同最經典的頸椎前位手術一般。
- 融合器從脊椎前方進行支撐，從力學上來說可有效建立腰椎前凸弧度，而且能安全切除腰椎前縱韌帶，大大提升前凸角度的重建能力。

• 因為前位手術空間大，支撐方向符合前凸弧度，可植入截面積大、前凸角度也大的融合器，提升融合率並減少植入物位移下沉的併發症。

因這些優點，腰椎前位手術有腰椎第五節、薦椎第一節的「王者手術」之譽，因為這些節位在脊椎活動時的受力最大，需要強效有力的融合。

此外，腰椎前位手術也常被合併使用在脊椎長節手術、脊椎矯正手術的治療中，為這些複雜手術提供一個穩定的地基。

腰椎前位融合手術主要適用於治療腰椎第三節到薦椎第一節間的退化病變、椎間盤造成的腰痛，以及腰椎滑脫等情況，也適用於曾經接受腰椎後位手術後須再手術的病患（如：老虎伍茲）。

腰椎前位融合手術常合併後位的固定，以達到最佳融合效果。

腰椎前位融合手術的注意事項

腰椎前位融合手術有廣泛的優點、優良的手術效果及較高安全性，但也有必須注意的情況：

- 後腹腔沾黏：腰椎前位融合手術必須經由後腹腔空間進入手術位置，當後腹腔空間有節痂或沾黏的情況時，便會影響手術進行，增加對周邊組織損傷的風險。例如：曾經接受腹腔或後腹腔手術、曾經發生後腹腔感染、有腹腔腫瘤以及腹腔受傷或出血的病史。
- 腹腔血管的異常：腰椎前位融合手術必須將腹部主動脈、下腔靜脈或股動靜脈做必要牽引，血管損傷是必須注意的少見嚴重併發症，因此術前必須檢查血管；通常會安排電腦斷層血管攝影，而手術也常會跟心血管外科醫師一起合作，提升手術安全性。當病患有相關血管異常，例如：主動脈瘤、主動脈剝離，或是嚴重動脈鈣化、嚴重周邊血管病變時，就不適合這種手術。
- 腹部器官及後腹腔損傷：腹部器官受影響的機率非常低，但手術時還是有可能發生輸尿管損傷，因此若有先天單顆腎臟，則必須避免這種手術。此外，這種手術可能影響下腹腔交感神經叢而發生逆行性射精，使生育年齡的男性不孕或是發生一側下肢溫度差異。

腰椎前位融合手術的術後照護

腰椎前位融合手術術後復原快，傷口照顧也較容易，但與其他融合手術一樣，術後必須使用圍腰護具，也必須注意維持良好姿勢及避免過度負重。

由於腰椎前位融合手術術式不會損傷背部肌肉，在手術復原後，腰部還是能夠回復良好的活動性，這也是這個手術在體育界非常風行，被包括老虎伍茲等頂尖職業運動員選擇的原因。

腰薦椎融合

郭懿萱

臺北榮民總醫院神經外科　主治醫師
國立陽明交通大學醫學系外科　講師

腰薦椎可以說是人體脊椎的地基，腰椎和薦椎的交界處因為受力強、角度又大，所以特別容易產生退化；而因為薦椎的形狀和腰椎不同，腰薦椎的融合方式和單純腰椎融合有所差異。

淺談腰椎和薦椎

人體的腰椎總共有五節，正常排列為向前凸的曲線，除了支撐整個上半身的重量外，還能前後彎曲、左右傾斜及水平旋轉。

薦椎也有五節，但不能活動，側邊接著骨盆及大腿骨（圖1）。每個人的骨盆角度不同，但終其一生不會改變；而骨盆的角度會決定薦椎的傾斜角，進而產生不同的、最適合的腰椎前凸弧度。

腰椎和薦椎的交界，位於可動和不可動、前凸和後凹之間，加上在站立時得承受整個上半身的重量，所以特別容易產生椎間盤突出、關節退化及滑脫。

如果退化嚴重，就可能需要融合手術；手術固定角度不好也會造成疼痛或加速鄰近節退化。

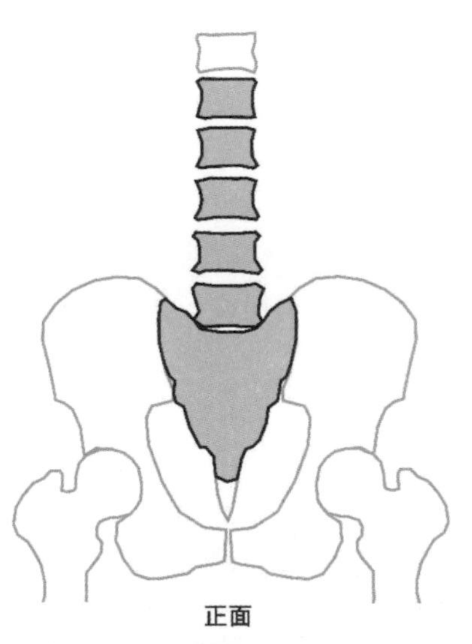

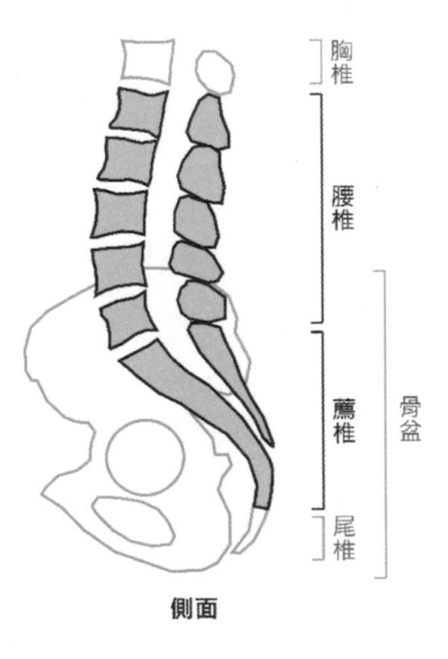

圖1　腰椎、薦椎和骨盆位置示意圖

腰薦椎融合手術

根據骨融合位置不同，脊椎融合手術可以分為「前融合」及「後融合」手術：「前融合」的植入物位於椎體之間，也就是椎間盤的位置，而「後融合」則以骨釘為主。

由於薦椎的形狀和腰椎不同，椎莖短且寬、海綿骨比例高，所以相對於腰椎常見的椎莖骨釘，薦椎骨釘較易鬆脫，讓骨融合失敗，也因此發展出不同的骨釘固定方式。

融合手術又可依不同的開刀方式，分為「前開」和「後開」手術。「前開」

表 1　不同種類的腰薦椎融合手術

前融合	後融合
前開手術 腰椎前路融合術：支架、支架＋骨板、帶釘的支架 **後開手術** 後位腰椎體間融合術 經椎孔腰椎體間融合術 軸向椎間融合手術 經椎間盤第一薦椎椎莖螺釘	**後開手術** 經椎板小關節螺釘 薦椎椎板下鋼絲與金屬鉤 第一薦椎椎莖螺釘：雙皮質、三皮質、經椎間盤 第二薦椎椎莖螺釘 薦椎翼螺釘 薦椎內固定桿 髂薦螺釘 髂骨內固定桿 髂骨螺釘 第二薦椎翼髂骨螺釘

手術傷口在肚子前方，沿著腹膜腔外側向後、靠近脊椎；「後開」手術則是傳統骨釘置放的方向，傷口在後腰（表1、圖2及圖3）。

根據不同的脊椎狀況，腰薦椎融合手術有不同方式，可能單取其中一種、同時採取兩種以上的後融合，或是前後融合手術合併使用。

如果出現骨質太差、高度脫位、需要腰椎長節固定，甚至向上固定至胸椎這類情形，就要考慮往下加做骨盆（骼骨）固定，避免腰薦椎融合失敗，甚至造成薦椎骨折。

腰薦椎的前融合手術

•腰椎前路融合術

腰薦椎交界處前方的骼動靜脈已分支成左右兩條，提供一個可做融合的空間。

腰椎前路融合手術的皮膚切口位在肚子前方，穿過腹壁肌肉後，繞過腹膜腔外，或是直接避開臟器穿過腹腔，到達血管分支之間的空隙，切除椎間盤，並置放支架。有些支架本身設計有釘子可以和上下節椎體鎖在一起，或是在前方鎖上額外的骨釘骨

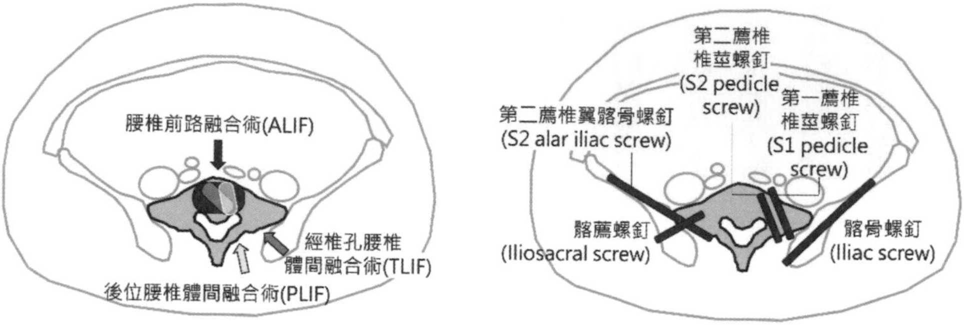

腰椎前路融合術(ALIF)
經椎孔腰椎
體間融合術(TLIF)
後位腰椎體間融合術(PLIF)
第二薦椎
椎莖螺釘
(S2 pedicle
screw)
第一薦椎
椎莖螺釘
(S1 pedicle
screw)
第二薦椎翼髂骨螺釘
(S2 alar iliac screw)
髂薦螺釘
(Iliosacral screw)
髂骨螺釘
(Iliac screw)
水平面

圖 2　常見的腰薦椎融合術

經椎間盤
第一薦椎椎莖螺釘
(Transdiscal S1
pedicle screw)
經椎板小關節螺釘
(Translaminar facet screw)
第二薦椎翼髂骨螺釘
(S2 alar iliac screw)
軸向椎間融合手術
(AxiaLIF)
第一薦椎椎莖螺釘
(S1 pedicle screw)
髂骨螺釘(Iliac screw)
第二薦椎椎莖螺釘
(S2 pedicle screw)
側面

圖 3　常見的腰薦椎融合術

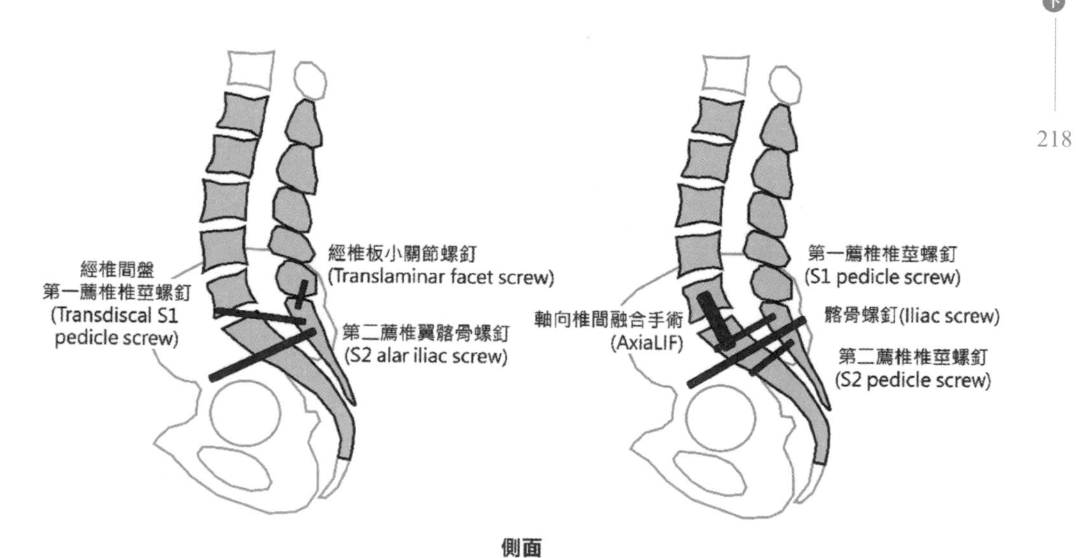

板；也可以合併後融合手術，以避免支架移位，增加骨融合的成功機率。

由於前開的工作空間寬，可以置放大顆的支架；支架和骨頭的接觸面積大，也較容易和上下節的骨頭長在一起。若腰椎前凸弧度不足，則可以置放前高後低、有角度的支架，以改善腰薦椎的曲線。

但也因為工作區域在血管之間，有血管損傷及靜脈血栓的風險。

・後位腰椎體間融合術

皮膚切口在後腰中線，將背部肌肉從骨頭上分開後，磨除椎板後將神經推開，切除椎間盤，並置放支架。

由於工作空間較小，只能置放較小的支架；可在兩側各置放一個支架以增加支撐力。需合併後融合以增加穩定性，否則融合失敗的機率很高。

・經椎孔腰椎體間融合術

類似後位腰椎體間融合術，不同是多了小面關節切除，增加側邊的減壓效果和工作空間，並減少神經的推擠。

除了傳統中線切口外，也可考慮微創手術：皮膚切口位於距離中線三至四公分處，直接分開肌肉，將撐開器架在小面關節上，以縮小傷口、減少背部肌肉破壞、降低手術出血量，加速術後恢復。需合併後融合以增加穩定性。

・軸向椎間融合手術

皮膚切口位於尾椎旁，沿著薦椎前方到達第一薦椎下緣，穿過第一薦椎，移除椎間盤、置入人工骨，並鎖上雙頭螺釘，通常會合併後融合以增加穩定性。

由於操作區域靠近腸子，有腸道損傷的風險。

・經椎間盤第一薦椎椎莖螺釘

類似一般的椎莖螺釘，唯角度向上翹，穿過椎體上緣、椎間盤後到達上一節的椎體，以增加固定效果。

腰薦椎的後融合手術

• 經椎板小關節螺釘

藉由穿過小關節面的螺釘限制關節活動：螺釘由上節脊突的對側根部進入，由上而下經過椎板、穿過小關節面，到達下節橫突的根部。

技術要求較低、花費較便宜，但因無法移除椎板和小關節面、減壓效果有限，且穩定度較差。

• 薦椎椎板下鋼絲與金屬鉤

在其中一節椎板架上金屬鉤，鋼絲穿過另一節椎板下方、綁在金屬鉤上，讓兩節椎板固定在一起。但減壓效果有限，且穩定度較差。

• 第一薦椎椎莖螺釘

是最常用的後融合方式。醫師會將螺釘穿過後方的骨皮質、向內斜經過椎莖到達椎體；由於薦椎椎莖較短且寬、海綿骨比例高，所以手術時會讓螺釘再穿過一層骨皮質，以減少骨釘鬆脫的機率。

「雙皮質」骨釘可以往前穿過薦椎前壁、或是往上穿過椎體上緣；「三皮質」是穿過最前端的薦椎岬。「經椎間盤」骨釘則是一路固定到上一節的椎體，如前融合段落所述。

- **第二薦椎椎莖螺釘**

類似第一薦椎螺釘，合併使用以加強固定效果。

- **薦椎翼螺釘**

相較於向內斜的椎莖螺釘，薦椎翼螺釘的方向為向前或向外，但是可以施打的安全範圍很窄，而且對抗拉拔的強度較差。

· **薦椎內固定桿**

將固定螺釘之間的金屬桿往下延伸至薦椎內，增加對薦椎的固定效果。

· **髂薦螺釘**

螺釘穿過髂骨外壁及內壁、經過薦髂關節到達薦椎，將髂骨（骨盆）和薦椎固定在一起。打釘時需露出髂骨外壁，傷口較大。

· **髂骨內固定桿**

將固定螺釘之間的金屬桿往下延伸至髂骨內，增加對骨盆的固定效果。

· **髂骨螺釘**

螺釘由髂骨外上脊進入，走在髂骨翼內。由於空間足夠，可以打很粗、很長的螺釘，以增加固定效果。但是由於螺釘入口處淺、日後容易有明顯突起，若皮下脂肪不足甚至可能穿破皮膚。

• 第二薦椎翼骼骨螺釘

螺釘由第二薦椎翼向外，穿過薦骼關節，走在骼骨翼內。由於穿過的骨皮質更多，固定效果也優於骼骨螺釘，而且螺釘入口處深，較不會有異物感，是近年來較受歡迎的固定方式。

術中導航進步 提升腰薦椎融合安全性

腰薦椎融合有許多不同方式，須根據脊椎退化或變形的狀況來搭配適合的手術方式。由於術中導航技術進步，提升了腰薦椎融合的安全性，也讓腰薦椎融合不再是一種遙不可及的手術。

相關文章
脊柱手術導航
下冊第三章第十八篇第291頁

動態固定

柯金柱
臺北榮民總醫院神經外科　主治醫師
國立陽明交通大學醫學系外科　助理教授

腰椎是撐起人類上半身重量的結構。腰椎的退化除了骨刺、軟骨突出等直接造成神經壓迫之外，通常還會伴隨著失去穩定性的問題。

臨床上除了少數很年輕的患者可能只有單純的椎間盤移位，多數患者經常同時也會合併程度不一的脊椎滑脫。脊椎滑脫在直接造成神經壓迫之前，常常已經因為腰部負擔的加重，而引來長期的腰痠背痛。儘管這樣的背痛透過休息、藥物、復健可能獲得緩解，卻也因此延誤了診斷。

既然失去穩定性是造成背痛的原因，脊椎手術除了減壓外，設法增加穩定性自然成為神經外科醫師努力的方向。

如同骨科醫師在骨折患者的骨頭打上鋼釘一樣的概念，傳統上針對滑位的脊椎骨最直覺、也最可以信賴的方式，是以植入鋼釘及種骨頭來達到「內固定骨融合」。這樣的手術方式已經行之有年，也一直是最標準的術式。

不過，骨融合之後除了喪失該關節的活動度之外，上下鄰近節段的負擔加重而引發「鄰近節病變」，也成了未來的隱憂。

況且，疾病總有程度上的差別，對於滑脫得不厲害、但又稱不上正常的脊椎，外科醫師常常為了要不要固定而天人交戰、陷入兩難。

有鑑於此，近二十年來，歐洲開始有外科醫師發展其他能提供穩定性，卻又不必如此硬邦邦的植入物及術式。

相關文章
腰椎融合手術
下冊第三章第五篇第196頁

有彈性的活動式內固定

傳統和現代的內固定觀念有什麼區別呢？

概念上，可以把傳統的內固定鋼釘想像成：在脊椎上、下節兩側骨頭上打上一支鋼釘，然後使用另一個鋼質橫桿將在上、下節脊椎骨頭的鋼釘串起來，藉由這樣堅硬的材料，把脊椎固定成一個硬邦邦的系統，以促進骨質生成與融合。

得力於醫學科技的進步，現在有其他較軟的材質來替代其中的部分成份，以達到活動的目的。目前市面上品牌種類眾多，醫師之間多以英文品牌名稱溝通，但對民眾來說難免眼花撩亂。

大致上這類系統通常以「穩定器」、「支架」為名，和傳統「內固定器」區別。從名稱上可以看出是提供穩定、作為支架使用，而不是為了骨融合的目的。所以，原則上可以達到提供穩定支撐的功效，且又能保留部分關節活動度。

這類產品依據設計概念大致可分為兩大類：

‧第一類是動態穩定系統：

分別把鋼釘打到脊椎骨頭裡，但用來串起兩支鋼釘的橫桿改用鋼質的彈簧，或是塑料材質的拉繩與支撐物；這些軟性的橫桿都能達到可伸縮、可彎曲的效果。

近年來臺北榮總神經外科開始發展以更加微創的術式來植入這類穩定系統，兼顧保留活動度與微創手術的優點，目前看來成效卓著，可望成為未來進步的方向。

‧第二類是脊間（棘突間）支架、脊間撐開器：

為有彈性的金屬或塑料材質，放置在兩節脊椎（棘突）之間，把兩節脊椎之間的空間撐開，間接的增加神經孔的空間，優點是比前述穩定器更容易放置，原則上更加微創。

然而脊椎的「棘突」這個構造並不如前述打鋼釘的「椎弓」來得堅固，因此並非所有患者都適用。以骨質疏鬆患者為例，若使用這類棘突間植入物，恐怕更容易移位；滑脫程度較大的患者亦不適用。

因此，這類設計產品較適用於脊椎退化不嚴重的患者。

相關文章

棘突間撐開固定器

下冊第三章第十一篇第236頁

慎選手術方式 是成功治療的關鍵

再次強調，骨融合內固定手術經歷了長時間檢驗，仍是目前公認最標準的術式。活動式內固定只是在可能的範圍內取巧，試圖保留一點關節活動度，想要成功最重要的條件是依病患情況慎選手術方式；脊椎損傷、穩定度太差（超過第一度脊椎滑脫）、骨質疏鬆、感染的患者都應該避免。

目前這些產品多數是由歐美國家製造販售，售價並不便宜，但優點是大多是經過美國食品藥物管理局核可的，安全性較不用擔心。在植入物安全無虞的前提下，更重要的就是外科醫師的經驗了。

有經驗的醫師會知道趨吉避凶，為患者建議最適合的選擇，而非對所有患者施用同一種植入物、同一種術式。患者在考量自身需求與經濟能力後，也應該與醫師多溝通。

也就是說，這些活動式內固定系統在合適的患者身上、在有經驗的醫師手上，就能發揮最大的效益。

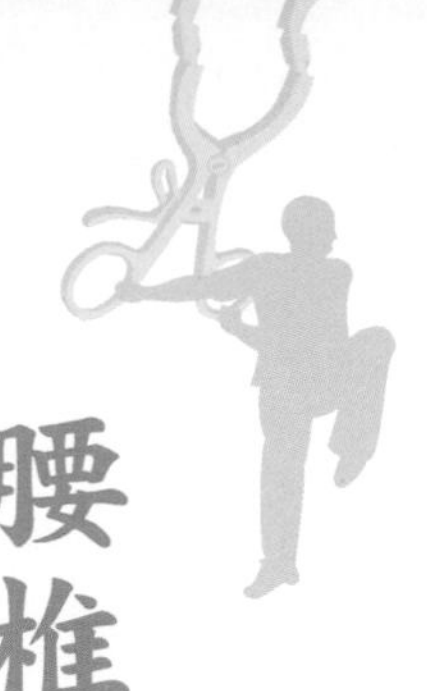

腰椎椎間盤顯微切除手術

葉美吟
臺北榮民總醫院神經外科 主治醫師
國立陽明交通大學醫學系外科 講師

椎間盤位於脊椎每一節的椎體之間，它的作用是當人們作彎曲、扭轉或是跳躍等動作時，可以保持些微活動柔軟度以及吸收做這些動作時帶來的衝擊。

隨著每個人活動度的不同，加上年紀增長帶來的退化，如果曾經受過傷，例如跌坐、運動衝擊，或是負重搬抬重物，甚至有時無可記憶的受傷，如此持續長時間的壓力，都會使椎間盤產生超出其負荷的損傷，經年累月之下，損傷慢慢擴大並引發生理發炎反應，產生局部腰背痠痛疼痛的症狀。

這種疼痛可能擴展至臀部、大腿甚至膝蓋，稱為椎因性疼痛；再繼續承受壓力就會產生局部膨出，也就是俗稱的椎間盤突出，甚至外圍的纖維環破裂，內部髓核變成碎片掉出，依照掉出碎片的量和位置的不同，產生不同程度的神經根壓迫，發生此處神經根分布範圍上的運動及感覺異常，例如酸、麻、無力、軟腳、神經性跛行等症狀。

腰椎椎間盤切除手術

最常用來治療腰椎椎間盤突出的手術就是椎間盤切除手術，包括腰椎椎間盤顯微切除手術及經皮內視鏡椎間盤切除術兩種。

- 腰椎椎間盤顯微切除手術：會在後背劃開一個小於三公分的傷口，使用擴張器將肌肉群撐開，在顯微鏡下將部分椎板磨除，取出椎間盤碎塊來完成神經減壓。這個手術時間不長，對脊椎整體穩定度影響不大，手術後的治療效果顯著，原本因神經壓迫造成的疼痛幾乎可以完全消失。但如果術前神經壓迫時間過久，以至於已經產生麻木感或更嚴重的馬尾症候群，術後則仍可能需要一些時間，神經才可慢慢復原。

切除椎間盤於中央部分及神經孔洞附近造成的壓迫，較適合以顯微鏡進行的腰椎椎間盤顯微切除手術，但如果椎間盤突出或是碎片壓迫的位置過於側邊，就要特別注意是否會為了取出過於側邊的椎間盤碎片，而磨除過多的椎板和內側小面關節。一旦小面關節磨除過多，就要考慮是否影響關節穩定度，而在日後加速此處的關節退化。

相關文章
腰椎椎間盤移位
下冊第二章第三篇第063頁

- 經皮內視鏡椎間盤切除術：這是近年來對於遠處側邊的椎間盤碎片發展出的最新手術方式，這也是微創脊椎手術的一種。

術中先使用移動式放射線機定位，手術可在局部麻醉下進行，以內視鏡從腰部後側方進入病灶位置，再以器械磨除部分退化組織和骨刺後，將椎間盤碎片清除，達到減壓的目的。

經皮內視鏡椎間盤切除術對組織破壞很小，相對承受的危險性也較小，術後恢復迅速，可以及時回歸正常生活。

縱使微創經皮脊椎內視鏡手術有眾多好處，但並非適用所有脊椎病人，亦無法完全取代傳統手術；較複雜的個案或是椎間盤復發個案仍然需謹慎評估，術中也需要特別注意病灶位置的定位是否準確，否則容易傷及神經根。

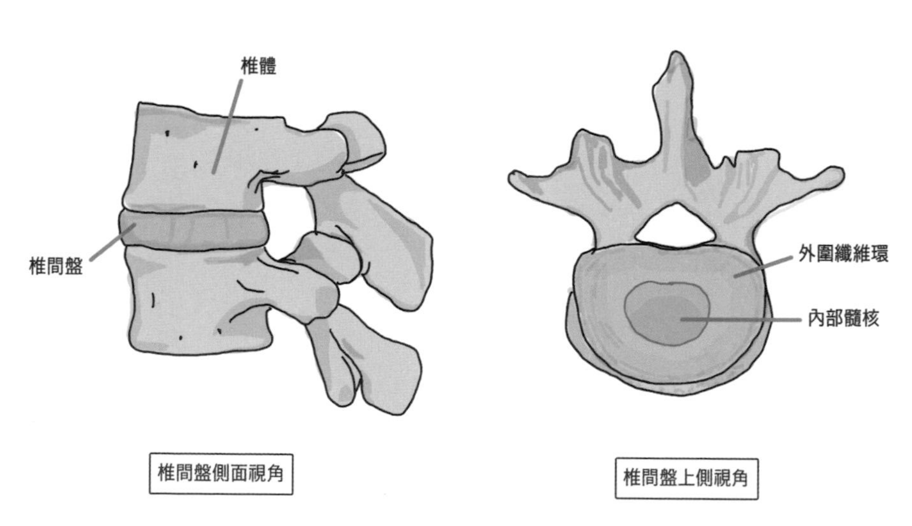

椎間盤側面視角

椎間盤上側視角

結語

椎間盤一旦因為外圍纖維環破裂膨出後，就算進行手術，也僅能移除掉落和膨出的碎片，對於已破裂的纖維環無法進行修補，破裂的纖維環也無法提供有效的支撐力並固定髓核。所以不管選用何種方式進行腰椎椎間盤切除手術，術後剩餘髓核在日常活動中，仍難以避免再度突出復發的可能。

棘突間撐開固定器

郭懿萱
臺北榮民總醫院神經外科　主治醫師
國立陽明交通大學醫學系外科　講師

如果說：牙痛不是病，痛起來要人命。

腰間盤突出患者一定會跳出來說：「我的這個腰間盤突出，也是不遑多讓啊！！！」

為了治療腰間盤突出，醫師們可是不斷地思考各種方法，減輕病患的症狀。直到最近，脊椎醫學界出現了「棘突間撐開固定器」這個治療腰椎退化型疾病的新武器，也為椎間盤突出困擾的患者提供了另一種新的選擇。

棘突間撐開固定器是什麼？怎樣的人適合接受棘突間撐開固定器手術呢？

什麼是腰椎退化？

人類脊椎的每節間，都是由前後兩個小面關節相互連結，同時藉由多種韌帶相接，以提供穩定度和活動度。脊椎前側的椎體（骨頭）上下兩節間由椎間盤（軟骨）當緩衝墊連接，後側則是由上下小面關節組成。

脊髓神經行走在脊椎管腔中，分支出的神經根從神經孔離開脊椎，支配四肢的感覺和運動功能。（圖1）

當腰椎退化時，就可能產生

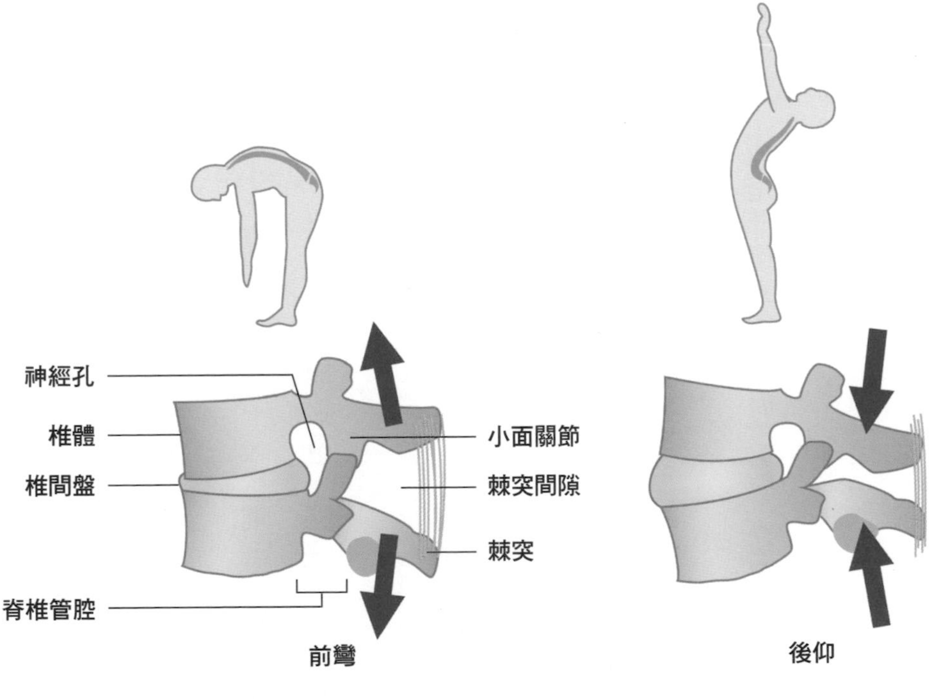

圖1　脊椎側面示意圖

骨刺、椎間盤突出、小面關節增生、後縱韌帶或是黃韌帶增厚，造成脊椎管腔和神經孔狹窄，使行走在內的神經受到壓迫。

嚴重的腰椎退化甚至會進一步讓腰椎不穩、產生滑脫。神經孔在前彎時面積較大、後仰時面積較小，當椎間盤突出、骨刺、小面關節增生或韌帶肥厚等原因造成神經管孔狹窄時，後仰會讓狹窄更加嚴重，也會讓椎間盤更加向後突出，加重脊椎管腔的狹窄情形。

脊椎管腔狹窄的症狀除了背痛外，最常見的為「間歇性跛行」，也就是站著或走路一段時間後，產生腰、屁股、大腿或小腿的麻痛甚至無力，導致無法繼續行走；但在坐下或彎腰向前休息後就會得到改善。

神經孔狹窄則會造成神經根病變，也就是該神經所支配的區域會感覺麻痛或肌肉無力。

輕症狀微時可以靠休息、復健、藥物，或是非侵入性治療改善，當保守治療無效，或是症狀變得嚴重，就得考慮手術治療。

棘突間撐開固定器 非融合手術新醫材

脊椎手術最重要的目的是「減壓」，將壓迫脊髓神經的東西移除以改善症狀。但是當腰椎退化太過嚴重、椎骨不穩定時，則必須同時考慮進行骨融合手術，但骨融合術後有脊椎活動角度受限、鄰近節病變的缺點。

近幾年在醫學工程及生物力學蓬勃發展下，已經研發出許多非融合手術的器材，提供腰椎不穩定患者另一種治療選擇，「棘突間撐開固定器」就是應用於非融合手術的其中一類醫材。

棘突間撐開固定器裝設於上下兩節的棘突之間，在不破壞骨頭結構的情況下，將棘突撐開，維持兩節脊椎之間的高度，增加脊椎管腔和神經孔的面積，改善神經壓迫造成的症狀，提供腰椎部分支撐力。

利用棘突間撐開固定器的手術，優點包括：傷口小、組織破壞少、不需磨除額外的骨頭、術後恢復快，符合微創手術的精神。在提供支撐力的同時更能保留脊椎的活動度，避免因骨融合產生的鄰近節病變。

然而，棘突間撐開固定器手術的減壓範圍不大，支撐力也有限，所以並不適用於嚴重的脊椎退化或脫位。

相關文章
腰椎融合手術
下冊第三章第五篇第196頁

棘突間撐開固定器的臨床研究結果

適用於棘突間撐開固定器手術的器械種類繁多，研究分析顯示無論是在手術組或對照組均呈現組內結果變異大，加上以隨機控制方式進行的試驗並不多、受試者人數少，目前並沒有高品質的證據強力支持其治療效果。

- **和保守治療（止痛藥、復健、脊椎內注射）相比：**

棘突間撐開固定器手術能顯著改善間歇性跛行、生活品質佳，需要再次手術的比例也低，但併發症的發生率卻比較高。

- **和單純減壓手術相比：**

有些研究顯示棘突間撐開固定器手術對於背痛的改善效果較好，但有些研究不然，所以統合分析結果並無顯著差異。

至於腿痛，多數研究則顯示棘突間撐開固定器手術效果較好。

針對生活功能的改善，一般認為棘突間撐開固定器手術的效果較佳。

對於間歇性跛行，統合分析顯示棘突間撐開固定器手術改善稍多，但無顯著差異。

多數研究顯示棘突間撐開固定器手術的再手術率較高；對術後生活品質的影響，眾研究結果不一。統合分析發現棘突間撐開固定器手術的術後併發症機率較低，但並未達到顯著差異。

- **和融合手術相比：**

因為各研究採用的融合術式不一，難以合併比較，但對於疼痛、間歇性跛行的改善，棘突間撐開固定器手術有較佳的趨勢。部分研究顯示棘突間撐開固定器手術的併發症機率較低，但再次手術率較高。

參考資料：

1 Poetscher AW, Gentil AF, Ferretti M, Lenza M. Interspinous process devices for treatment of degenerative lumbar spine stenosis: A systematic review and meta-analysis. *PLoS One*. 2018;13(7):e0199623.

2 Li M, Yang H, Wang G. Interspinous process devices for the treatment of neurogenic intermittent claudication: a systematic review of randomized controlled trials. *Neurosurg Rev*. 2017;40(

內視鏡腰椎間盤手術

張志漳
臺北榮民總醫院神經外科　主治醫師
國立陽明交通大學醫學系外科　講師

人體脊椎由脊椎骨、椎間盤、韌帶、關節等構造組成；隨著年紀增長，脊椎自然會慢慢退化。其中又以腰椎間盤退化最為常見。

椎間盤是個特殊的結締組織。椎間盤外圍由堅硬的纖維環圍繞具黏滯性的核質組成，核質的膠原蛋白會吸水形成一團黏滯性物質緩衝椎骨傳來的壓力，並將壓力均勻傳遞給外圍的纖維環，使纖維環往外膨脹。而在壓力解除之後，核質可以再次吸水回復椎間盤的高度，同時也解除了纖維環的壓力，纖維環往內回縮。

當椎間盤退化時，核質慢慢喪失吸水的能力，受力後無法恢復高度，纖維環也無法回縮而維持往外膨出的狀態。纖維環如果向神經管腔膨出就會造成神經管腔狹窄而壓迫脊髓神經，如果向椎孔膨出，就有可能造成椎孔狹窄而壓迫神經根。如果椎間盤瞬間受力過大，就可能造成纖維環破裂，核質膨出造成急性坐骨神經痛。

腰椎間盤退化的手術演進

遇到這樣的情況，傳統手術方式是將椎板切除，或是進行椎板椎孔切開手術來達成神經管腔或是神經孔的減壓，並依照病人椎間盤壓迫的情形決定是否切除部分的椎間盤。

隨著科技進步，手術用顯微鏡大幅改善照明與清晰度。顯微鏡良好的放大效果，僅需一個二點五到三公分的小傷口，就可以完成神經孔的減壓並切除膨出的椎間盤，使顯微椎間盤切除手術成為主流。

相關文章
腰椎椎間盤顯微切除手術
下冊第三章第十篇第231頁

內視鏡腰椎間盤手術 好處多多

光學儀器日新月異發展，內視鏡的直徑越來越小、解析度越來越高，「內視鏡腰椎間盤手術」在這幾年被大力的推廣。

使用內視鏡腰椎間盤手術的好處不少。首先是傷口小於一公分，對肌肉軟組織的破壞更少，術後恢復更快速；第二是內視鏡深入傷口提供近距離、高解析度的影像，使手術更安全；第三是傷口小，病人疼痛感較少，可使用局部麻醉來避免全身麻醉的副作用；第四是對脊椎結構破壞小，避免術後的脊椎不穩定。

內視鏡腰椎間盤手術的不同路徑

依照術前影像、椎間盤突出位置不同，內視鏡腰椎間盤手術有兩種不同路徑：

・穿皮經椎板內視鏡椎間盤切除術

病人採取俯臥姿勢，經放射線定位後，在中線旁劃開小傷口，沿著穿刺針將傷口撐大後置入工作套管，將內視鏡伸入工作套管後，在內視鏡下清除部分黃韌帶，必要時也可使用高速鑽頭將椎板下緣的骨頭部分移除，在黃韌帶部分清除露出底下的神經根後，轉動工作套筒將神經根與硬脊膜牽引開，露出底下的椎間盤，使用器械將破裂、游離的椎間盤移除。

・穿皮經椎孔內視鏡椎間盤切除術

病人採取俯臥姿勢，經放射線定位後，穿刺針瞄準到該節脊椎椎孔，沿著穿刺針將傷口撐大後置入工作套管，將內視鏡伸入工作套管後，經脊椎安全三角直接進入椎間盤減壓，或是經椎孔進入椎管內做神經根減壓與移除游離的椎間盤。

內視鏡腰椎間盤的手術成效

內視鏡腰椎間盤手術屬於新式的脊椎微創手術，傷口小，病人恢復快速，治療效果良好，對於新發生的椎間盤破裂導致的神經根壓迫，可作為第一線治療。以臺北榮總的經驗，病患在手術當天即可下床自由行走，隔天便可出院。相較之下，傳統手術病患常因傷口疼痛而不敢下床移動，減少術後恢復正常活動的時間。

全後位脊椎矯型手術

杜宗熹
臺北榮民總醫院神經外科　主治醫師
國立陽明交通大學醫學系外科　助理教授

到神經外科或骨科求診的脊椎疾病患者，有一部分深受脊椎畸型困擾。當脊椎畸型，無法完美支撐身體，就會產生各式各樣的不舒服，不但影響外觀，更會影響日常生活。

「脊椎畸型」其實是個統稱，發生在不同年齡層會有不同成因、表徵與治療原則，容易造成混淆，一般大家最耳熟能詳的，就是以「脊椎側彎」這個名稱來涵蓋。

但其實畸型的發生，不僅在左右側彎的面向上，也常常包含矢狀面曲線的失衡，也就是脊椎過度前曲或後仰的變形。

不同年齡層的脊椎畸型

脊椎畸型發生在兒童及青少年這個年齡層，最常見成因有：椎體先天發育異常形成的先天性脊椎側彎、不明發生原因的原發性脊椎側彎、因神經肌肉系統病變造成的神經肌肉性脊椎側彎。其中又以青少年原發性脊椎側彎最為常見。

成年人的脊椎畸型則分兩大類：一類是從兒童或青少年時期延續而來的脊椎畸型，另一類則是因為脊椎關節退化程度不對稱所造成的退化性脊椎畸型。通常脊椎退化的過程，就是一個使脊椎矢狀面曲線逐漸後凸，也就是「駝背」的過程。

相關文章

退化型脊椎側彎
下冊第二章第五篇第080頁

青少年原發性脊椎側彎與先天性脊椎側彎
下冊第二章第六篇第091頁

脊椎畸型的終極治療——脊椎矯型手術

手術治療兒童、青少年的脊椎畸型的主要目標，通常是減少側彎幅度以維持身體重心平衡，以及避免側彎程度惡化。

而成人的脊椎側彎常伴隨退化造成的神經壓迫及機械性背痛等情況，手術治療的目標包括重建矢狀面曲線的平衡、減緩腰背疼痛、減輕疼痛症狀、改善生活品質。

矯型手術的目標——維持脊椎自然曲度

脊椎矯型手術依手術路徑，可分為：後位矯型手術、前位手術、側位手術以及搭配不同路徑的混成術式，其中最廣為使用的是後位矯型手術。

由於病人脊椎畸型狀況不同，手術方式、需要矯正的節位長短，以及需要重建的曲線角度也各異。

無論手術路徑為何，矯型手術重建的目標都是維持脊椎自然的曲度，也就是讓背部肌肉在站立姿勢時最不消耗能量的型態，也就是最符合脊椎力學的狀況。

順應這樣的曲度，頸椎第七節中心點的重力垂直線，通常會落在薦椎第一節的椎體上終板（椎間盤接觸面）範圍內。

後位脊椎矯型手術

後位脊椎矯型手術依手術目的分為三大類：後位減壓手術、後位融合手術、後位截骨手術。

- **後位減壓手術：**減壓手術的目的在解除神經的壓迫。壓迫主要來自於退化增生的關節、韌帶、骨贅生、退化變形的椎間盤、滑脫變形的骨結構、骨骼畸型導致的神經壓迫。

後位減壓手術適用於脊椎矢狀面曲線平衡維持良好、沒有脊椎不穩定、側彎幅度小於二十度、未有明顯背痛問題的患者。患者通常僅有雙腳不易使力、走路走不遠、下肢的疼痛（坐骨神經痛）等下肢症狀。

後位減壓手術種類包括：椎板切除術、椎板開窗術、單側椎板切除合併雙側減壓、椎間孔切開術、椎間孔外減壓……等，依狹窄壓迫的位置選擇適當的減壓方式。但這種手術單獨施行並無法防止側彎惡化，需配合其他後位術式以達到整體矯正效果。

- **後位融合手術：**歷史最悠久、效果最穩定的後位脊椎手術之一；手術主要目的是將持續移位或變形中的脊椎結構，以內固定器（通常是椎弓螺釘及固定桿）以及融合器固定，並使其骨質生長相聯結成同一單位，這個過程也就是所謂「骨融合」。融合後的脊椎節位幾乎不會再繼續變形或移動，達到抑制因為活動產生的疼痛或是物理性退化。

後位融合手術的方式有經神經孔腰椎間融合手術以及脊椎後側方融合手術兩種。

經神經孔腰椎間融合手術是藉由打開最常產生神經根壓迫的神經孔，達到神經減壓的目的，同時從這個神經孔通道進行椎間盤移除及融合器植入，配合使用內固定器來達成骨融合的目標。藉由操作融合器及螺釘，此術式也能適度增加脊椎前凸的曲度。

脊椎後側方融合手術：則是在沒有進行椎體間融合的固定節位，將移植骨置放於椎弓螺釘植入處的脊椎骨上，讓移植骨在脊柱後側方融合成一塊，是廣泛使用的融合方式之一。

- **後位截骨手術：**針對已經固定、僵化的脊椎變形，進行「打掉重練」的過程，切除部分脊椎結構來重建脊椎曲線，是最強力的重建矢狀面曲度以及側彎變形的手術方式。

依切除的骨性結構多寡及手術複雜度，可分為：

- **史密氏皮特森截骨手術：**這是最單純、安全且廣為使用的截骨術，一個節位可提供約十度的前凸矯正度數。
- **經椎弓根截骨術：**也是常用的截骨矯正手術，可提供三十度的前凸矯正度數。
- **椎體切除截骨術：**最極致的矯正截骨術，使用於矯正多面向的僵硬脊椎畸型、尖銳角度的畸型、先天性半椎體切除、脊柱腫瘤切除等情況。

必須注意的是，截骨術雖然是脊椎畸型的強效手段，但隨著截骨術的範圍越大，術中出血以及其他神經損傷的機率也會隨之提高，必須依病患個別情況慎重考慮截骨術的選擇及實行節位的選定。

脊椎畸型病患最佳選擇 全後位脊椎矯型手術

當脊椎的畸型較嚴重時，常需合併多種手術組合，可以是前位和後位的組合，也可以是側位和後位的組合。當不同手術路徑合併時，手術就需要分階段進行，或是在術中重新擺位，大幅增加手術的實施困難度。

因此，完全從後位進行所有矯正所需手術的「全後位脊椎矯型手術」，一直以來都保持著最廣為使用、效果最穩定的脊椎矯型手術明星地位。

當充分運用減壓、融合以及截骨手術，全後位手術便能完美矯正在側彎以及矢狀面失衡的脊椎畸型。

更重要的是，配合現今最主流的微創器械以及術中導航系統，後位脊椎矯型手術，更可大幅減少長節後位手術對背部肌肉的傷害，保存術後背肌肌力、降低手術出血量及感染率，並減少住院天數。

相關文章

脊柱手術導航
下冊第三章第十八篇第291頁

全後位脊椎矯型手術的風險及併發症

儘管全後位脊椎矯型手術優點很多，但無法避免的，它也有較高的手術風險及併發症。

- **手術傷口感染：**可能於術後立即發生，也可能在術後數月到數年發生；嚴重者甚至得移除植入物來控制感染情況。
- **神經功能缺損：**可能因長時間手術擺位、神經組織受到壓迫、缺血等情況，最嚴重甚至會導致下半身癱瘓。所幸，現在複雜的脊椎畸型矯正手術會搭配術中神經監測，提早發現術中的神經功能變化。

- **近端端點後凸變形：**是指在固定節位的頭端交界處發生頭端脊椎向前曲折的情況，骨質疏鬆或長節固定的病患需特別注意。
- **出血：**因為手術範圍大，加上大規模截骨手術，都會造成相當程度的出血，若出血量過大，將可能導致其他相關併發症。因此，當出血量過大時，醫師會考慮分階段進行手術。

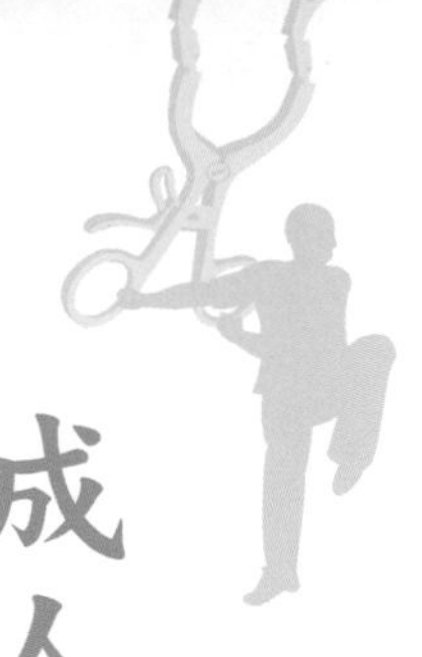

成人退化型脊椎側彎的矯正手術

張軒侃
臺北榮民總醫院神經外科 主治醫師
國立陽明交通大學醫學系外科 助理教授

什麼是脊椎變形？為什麼脊椎會畸形？

脊椎骨的異常排列、彎曲甚至變形稱為脊椎畸形，可能是由於先天缺陷、人體的成長、衰老、受傷或曾做過的脊椎手術而發生。如果發生在成人時期，最有可能是年齡相關的退化（也就是退化性脊椎側彎），或是過去手術的併發症，引起脊椎側彎和駝背。當脊椎的小關節和椎間盤隨著時間的推移而磨損惡化，不再能夠支撐脊椎的正常姿勢時，就會導致脊椎側彎、變形或畸形。

脊椎變形或畸形，會使受到身體負重異常壓力的關節和被增生組織壓迫的神經引起疼痛；異常的脊椎曲線也是疼痛來源之一。

對於這些疼痛，臨床上的治療包括：藥物治療、物理治療、注射或手術。

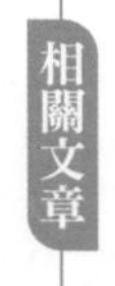

退化型脊椎側彎
下冊第二章第五篇第080頁

脊椎變形的型態

脊椎變形有多種型態，脊椎側彎只是其中的一種，通常一個病患的脊椎變形可能同時包含多種型態。

「脊椎側彎」是脊椎的左右彎曲，當成年人的小關節和椎間盤退化開始逐漸惡化時，就可能會發生這種情況。小關節賦予脊椎靈活性，使我們能夠在沙發上扭動、伸展或蜷縮；而當這些小關節惡化時，脊椎骨便會傾斜並開始向一側移動變形。

「脊椎後凸」也就是一般人說的駝背，是脊椎的異常前傾。在上背部（胸椎）的後凸畸形，通常是由於骨質疏鬆性壓縮骨折；但也可能發生在下部（腰椎）脊椎。這種畸形會限制脊椎活動功能，如果家裡的老人家抱怨：「我越來越駝背、站都站不直。」就可能是警訊。

先前接受過一次或多次脊椎手術的患者，則經常出現所謂的「平背症狀」。這是因為這些患者的胸腰椎失去了一些自然前凸（向內彎曲）的曲線，比方，曾接受過腰椎融合手術的患者可能會出現胸腰椎交界的後凸畸形。在這種情況下，骨融合處上方的脊椎已經弱化或無力，就會導致姿勢向前彎曲和駝背。

脊椎側彎或變形有什麼症狀？

脊椎側彎不是單一種疾病，而是屬於一個從輕度到中度到重度的「範圍」，症狀包括中下背部疼痛或僵硬，以及腿部或足部麻木或無力，但並非所有患有退化性脊椎側彎的成年人都會感到疼痛。

當疼痛發生時，通常是神經受到壓迫，也可能是因變形導致脊椎無法維持平衡。更嚴重的情況下，脊椎側彎會導致腿部輻射狀麻痛（一般常稱做坐骨神經痛）、無法直立以及無法步行超過短距離。

嚴重的逐漸惡化脊椎側彎症狀，有時與脊椎狹窄症狀非常相似，較大的不同是脊椎側彎有明顯的脊椎不平衡；這種不平衡可能導致臀部和膝蓋容易拉傷，使患者無法走直線和跌倒。

脊椎後凸或嚴重駝背變形的患者，在站立時彎腰駝背可能會很快感到疲勞，而失去直立的能力，難以與他人交談或保持眼神交流，平躺也可能有困難。

哪些人可能受到脊椎側彎影響？如何診斷？

輕度至中度脊椎畸形在老年人中很常見到，但五十多歲及更年輕的成年人也有可能發生。據估計，六十歲以上的族群中，有百分之六十可能患有輕度退化性脊椎側彎。

診斷上，通常使用長節或整條脊椎的放射線檢查、電腦斷層或核磁共振來協助診斷。

脊椎畸形的保守治療

成人輕度至中度脊椎畸形治療方式取決於症狀的嚴重程度，而不是曲線的大小。醫師通常建議先以保守治療的方式控制疼痛、物理復健治療和非手術的治療。

如果疼痛是由小關節發炎引起的，治療方式就會包括小關節注射治療。如果彎曲輕微，則不治療畸形；但若彎曲嚴重，可能就需要進行脊椎側彎矯正手術。

手術前通常會嘗試使用保守治療三到六個月，但若出現神經功能障礙這類的「危險信號」，就要考慮提前手術。

- 自我保健：使用正確的姿勢並保持脊椎的平衡很重要。下背部（腰部曲線）承受身體大部分重量，這個部位的平衡可以防止對脊椎骨和椎間盤造成傷害，需要常常注意調整每天站立、坐姿和睡眠習慣，以及學習正確的抬起和彎曲的方法。如果有吸煙習慣或體重超重，就必須配合戒菸和減重來減輕症狀。

- 骨密度檢查：良好的骨質可降低老年人骨折的風險，因此應進行骨密度掃描確定骨骼強度。若檢測發現骨質疏鬆症，脊椎骨折的風險便會增加，應該開始使用減緩骨質流失的藥物或治療骨質疏鬆症的藥物。
- 物理治療：物理治療師指導正確的負重和行走技巧，加強背部、腿部和腹部的肌肉及核心肌群的力量，以保護脊椎。
- 藥物：止痛消炎藥或肌肉鬆弛劑。
- 脊椎硬膜外類固醇注射：包括將類固醇和鎮痛劑注射到脊椎的硬膜外腔中，以減少神經腫脹。有些患者在注射後有所緩解，但僅有暫時的效果；如果注射有幫助，可以重複注射。
- 小關節注射：將類固醇和鎮痛劑注射到疼痛的小關節中。
- 輔具或背架：使用輔具或背架不會拉直成人脊椎，僅有助於在短期內減輕疼痛，但它也會讓背部肌肉變弱，最終導致更多的背痛。

相關文章

脊椎退化性關節炎的復健治療
上冊第三章第七篇第174頁

脊椎疼痛的藥物注射——局部注射及硬脊膜上注射
上冊第三章第十一篇第201頁

脊椎畸形的手術治療

若保守治療都無效，則需考慮手術治療。手術與否取決於症狀的嚴重程度、受影響的脊椎節段和變形的類型。

目前醫學界已經有不同的骨融合技術和儀器設備輔助，可用於治療每個患者的特定情況：

- 單純減壓手術：如果脊椎側彎是輕微的，並且僅導致某一節段的神經受壓，則僅在該節段進行椎板切除術以達到神經減壓。

- 融合手術：對於有椎間神經孔狹窄和脊椎側彎的患者，通常需要在椎骨塌陷變形和擠壓神經的情況下進行融合手術，以恢復椎間孔高度及達到神經減壓。
- 融合手術於椎骨間置放支架和骨融合劑，將兩個椎骨連接，且將該支架和相鄰椎骨用骨釘固定在一起，目標是將上下椎骨連接起來，恢復正確對齊經過一段時間後，這些椎骨就會融合形成一塊堅固的骨頭。牢固骨融合的形成可能需要幾個月或更長時間。
- 微創脊椎矯正手術：脊椎變形和側彎較為輕微的患者，可以使用微創手術來矯正脊椎側彎，通常是使用「側位腰椎融合手術」合併微創骨釘置入來進行。

這項新式的手術為脊椎側彎的患者帶來更微創的傷口、更少的出血、更佳更快的恢復，是美國近十年來脊椎手術的最大、最新進展。

臺北榮總在二〇一八年將微創脊椎矯正手術引進臺灣，以期用恢復期更短的方式治療脊椎側彎，讓脊椎側彎手術不再是患者畏懼的治療。微創脊椎側彎矯正手術陸續有新科技、新設備和新骨材自美國引進臺灣，讓更為嚴重的脊椎側彎也可以採用微創手術治療。

- 脊椎重建：最複雜嚴重的脊椎畸形和脊椎後凸、駝背通常需要做傳統的矯正手術。嚴重者可能須分階段手術，進行切骨（截骨術）和用長節的骨釘固定以融合病患的脊椎骨。

脊椎腫瘤手術

費立宇
臺北榮民總醫院神經外科　主治醫師
國立陽明交通大學醫學系外科　助理教授

脊椎腫瘤手術，依據腫瘤特性或位置，以及病患的原發狀況而有所區別。

整體而言，在所有神經腫瘤中，脊椎脊髓神經原發腫瘤只有大腦神經原發腫瘤的百分之二十左右，數量不多，大部分病理報告也以良性為主。

脊椎腫瘤的臨床症狀，大部分因為神經受到腫瘤壓迫而產生。

以侵犯位置區分，可分為硬脊髓膜外、硬脊髓膜內且脊髓外、以及最深的脊髓內位置。其中，硬脊髓膜外發生率最高，超過一半；脊髓內位置的發生率最少，不到百分之五。

硬脊髓膜外的腫瘤，大部分是惡性腫瘤轉移而來，因為硬脊髓膜的結構緻密，所以腫瘤細胞比較少能夠長驅直入的進入。除以淋巴癌及肺癌最多，另男性常見的有攝護腺癌和女性的乳癌。

而原發性的腫瘤則以脊椎骨或脊椎胚胎組織長出的為主，例如：脊索瘤，骨母細胞瘤，軟骨肉瘤……等等，種類繁多，但以發生率來說都是少數。

在硬脊髓膜內且脊髓外的位置，比較常見的則有腦膜瘤或神經纖維瘤；轉移性的惡性癌則有少許機會進入這個位置。

而真正位於脊髓內位置的腫瘤，則以神經膠質細胞長出的膠質瘤或脊髓管內膜長出的室管膜瘤佔了大多數，超過一半；其他種類則佔極少數。

脊椎腫瘤症狀有哪些？

若是骨頭結締組織生長而來，可能會以疼痛表現。因為一開始神經壓迫並不嚴重，反而是周圍的結締組織被破壞，造成脊椎骨病變而造成疼痛，有時病患會以為可能是關節炎而忽略。但是吃藥只能緩解疼痛，並未治療病根，所以症狀雖然會稍微緩解，但在幾個月內仍然會繼續惡化。又以年輕病患為多，且在初期放射線檢查中可能變化不明顯，故病患求診時有可能會被當成一般的退化性病變，所以醫師會特別小心短期病患疼痛的症狀。

如果脊椎腫瘤開始往神經管腔內壓迫，就會以神經的症狀來表現，例如：疼、麻或無力。

這種無力的表現，有時變化會很快速。當神經組織受壓迫時，由於是慢性的，不同於外部的立即創傷性，所以人體會有代償性跟耐受性，症狀較緩慢。直到受壓迫超過神經能夠承受的臨界點，狀症會一下子快速變化。有時病患早上發現雙腳有些無力，但還是能走路，而一到下午就無法下床，連上廁所也無法解尿，最後晚上才送到醫院。如果手術前就已經完全癱瘓，神經外科醫師還是會盡全力拚拚看是否有機會恢復，求最後的希望。

脊椎腫瘤的手術治療

脊椎腫瘤手術治療通常有二個步驟，其一為腫瘤部位的切除，其二則是脊椎的穩定度重建。

原則上，有些腫瘤如果對化療很敏感，如轉移性的淋巴瘤，那麼就不需要破壞太多切除太多。某些骨腫瘤或軟組織肉瘤對於化療和放療的效果都不好，那麼就需要盡量切除乾淨，而且是在一開始發現時最好就能夠完整的整塊切除。

如果是硬脊膜內的良性腫瘤如神經鞘瘤或是腦膜瘤，則在不傷及神經功能的狀況下，切得越乾淨越好，以降低復發率，避免病患還要忍受再次開刀之苦。

但在我們的經驗中，也有無法從影像上判斷為惡性腫瘤，且手術中的緊急冰凍病理切片，亦無法給出完整報告（因受冰凍切片的原理所限制，無法判讀）。等到實驗室的病理報告出來時，才知道為惡性腫瘤。這樣的狀況下，病患則可能需要接受後續的化學治療、放射治療或再手術。

目前世界上的文獻統計，尤以日本為主的研究認為，即使是轉移性的腫瘤，如果能早期發現且能夠「整塊全切除」，其實對病人的預後非常有幫助，配合後續的治療，更能顯著提高預後及生活品質。但若腫瘤已經蔓延開來，則不需要作太過大範圍切除，以免病人承受手術風險過高。

轉移性腫瘤發現時如果能夠整塊全切除乾淨（比照原發性骨腫瘤或是惡性組織肉瘤），對病人的預後是最好的。但是這種手術切除範圍非常大的病人，手術風險也比較高，常常需要環繞性的切除整段脊椎，因此需要多專科合作，避免主動脈傷及的風險。這種腫瘤全切除手術也是本院所擅長，開刀時間約需要一整天，同時需要二、三位醫師通力合作。

對於已經蔓延開來的轉移性腫瘤，則盡量以症狀緩解為主的緩和性治療及保守性開刀，由於目前免疫療法及化學療法進步，這類患者能夠接受手術而維持生活品質的可能性越來越多。

脊椎腫瘤手術的術中神經監測

對於在硬脊膜內部或脊髓內部的脊椎腫瘤，手術時會使用手術中神經監測系統來確保病患的安全。

手術前病患需要先進行神經誘發電位及肌電圖檢查評估，在手術時對照術前評估的資料來監測神經電位變化。在腫瘤手術中進行重點的部位切除時，就可以經由儀器的監測，來預測神經的傷害性。

在比較淺層的腫瘤手術或一般退化性的椎間盤突出，則因為較無實用價值，不太需要使用。

如果是深埋神經組織內的腫瘤，在移除腫瘤前必須先把神經切開，以往沒有神經監測的時代，在大部分情況下，依靠執刀醫師累積的眾多經驗，來避免傷及神經組織，但現在有神經監測儀器協助，外科醫師在對神經做出計劃性的破壞時，可以更有信心保護病患。

通常看到腫瘤後，神經外科醫師大約可以分辨神經組織的交界，但若腫瘤與神經不容易分辨時，可藉由神經監測器的協助，知道兩者分界的位置，減少神經的傷害。

相關文章

神經電學生理檢查
上冊第三章第一篇第136頁

手術中神經電生理監測
上冊第三章第九篇第186頁

腫瘤移除後的脊椎穩定度重建

腫瘤移除後，脊椎穩定度的重建可大可小，常常取決於切除的範圍大小。

如果是大範圍的切除，必須使用植入物釘子加強固定，並且利用人工骨加強脊椎融合，增加穩定度。因為惡性腫瘤病患的自體骨頭無法用回病人的身上，所以使用其他替代物是必需的。

如果小範圍的切除，也許只需要做腫瘤切除減壓手術即可，並非一定要使用植入物打釘子做固定加強。

當腫瘤必須要完整切除，要拿得比較乾淨時，切除範圍需要比較大，那麼就不只是打釘子加強固定而已，甚至需要放入椎體取代物來做整個脊椎前方的支撐，穩定度才會夠。否則脊椎的不穩定很有可能導致第二次開刀，效果也不好。

當然，因為腫瘤病患常常需要後續的影像追蹤，以決定後續的治療方向，如果能夠少有金屬植入物的干擾是比較理想，所以要看醫師跟病患討論來決定取捨。

以外科手術治療轉移型脊椎腫瘤

郭昭宏
臺北榮民總醫院神經外科　主治醫師
國立陽明交通大學醫學系外科　助理教授

脊椎被稱為「龍骨」，可見得它在人體的重要地位。正因為它是人體最重要的支持架構，除了負載體重和形成體腔以外，更有重要的神經通路，使轉移性脊椎腫瘤比原發性脊椎腫瘤常見。

脊椎血液流速慢 符合癌細胞生存條件

過去曾經有文獻指出，有超過五分之一的癌症，一開始被發現時並非原發部位，反而出現在脊椎轉移。尤其是國人好發的肺癌、乳癌、攝護腺癌、淋巴癌等癌症，經由血液遠端轉移到脊椎的機率都很高，這是因為人體軀幹骨架部位的血液豐富，流速卻相對緩慢，正好讓癌細胞經過這裡時容易聚集，符合癌細胞生存的條件。

不同的惡性轉移型脊椎腫瘤有不同的治療方式，治療的最主要目的是希望改善病人的生活品質與疼痛，因此治療過程中必須考量可能發生的併發症，以及是否能延長病人的生命。而最終還是希望病人接受手術治療轉移型脊椎腫瘤後，能合併化學治療或放射線治療來治療原發腫瘤。

因此，轉移性脊椎腫瘤的外科治療時間點，必須依據病人的臨床症狀及治療的效果。

轉移性脊椎腫瘤的治療時間點

轉移型脊椎腫瘤引起的臨床症狀包括背痛和神經受壓迫的相關症狀，較輕微的症狀，可以用內科的藥物、止痛劑或是外部的脊椎輔具進行治療。

若是症狀加劇，或是已經引起神經學與脊椎不穩定時，就應該評估是否接受外科手術治療。評估需要全面了解病人的身體情況，因此在術前需要考量以下幾點：

- 病人的身體情況是否可進行麻醉及手術相關治療？轉移型脊椎腫瘤的病人可能會合併其它地方的腫瘤轉移，且因為癌症本身的身體狀況較差，如造成呼吸狀況不佳、營養狀況不良，或是合併有貧血的症狀，也就是所謂的惡病質，此類病人其手術治療風險會大幅提升。
- 轉移型脊椎腫瘤是否造成多節骨頭破壞？是否有多處的神經壓迫？大範圍及多數節需要較長的手術時間，因此需評估病人目前情況，可否接受長時間且大範圍手術。
- 原發癌症的部位及惡性程度，與手術預後情況考量。

• 是否合併腦部轉移？除了脊椎轉移的部分會引起神經壓迫，造成手腳無力等神經學上的症狀；當有合併腦部轉移時，也會發生神經功能缺損，所以手術前需作相關的檢查釐清。

• 神經壓迫的臨床症狀、發生的時間、與嚴重程度。病人神經壓迫症狀發生的時間與嚴重度，會影響手術介入的時間以及預後。

轉移型脊椎腫瘤的手術治療方式

• 椎體成形術：治療骨質疏鬆病人所引起的壓迫性骨折方式之一。因為轉移型脊椎腫瘤會侵蝕脊椎造成骨頭破壞，引起病理性骨折，臨床表現大多疼痛為主，所以也採用這種術式治療。

手術目的希望腫瘤造成椎體骨頭破壞，所形成骨頭空腔可以藉由人工骨水泥取代，避免脊椎因治療後腫瘤壞死遺留的空腔造成不穩定，而且手術中人工骨水泥在硬化過程中會釋放低熱，減少術後疼痛。

適應症須經由電腦斷層檢查評估骨頭本身的外形是否完整，以只有單節且未造成神經壓迫的轉移性脊椎腫瘤為佳。

儘管術前有相關影像評估，但人工骨水泥的治療還是有可能引起骨泥滲漏，造成神經壓迫或是栓塞的風險。

‧減壓及內固定手術：當腫瘤造成神經壓迫症狀時，必須考慮是否以神經減壓來減緩壓迫所造成的臨床症狀，也需要評估腫瘤移除後是否會引起脊椎不穩定。如果有不穩定，則需進行脊椎穩定度的重建。

手術目的在解除神經壓迫的臨床症狀。

手術方式則依腫瘤位置不同而有不同的手術方式。以頸椎而言，若轉移至椎體本身，可以考慮前位的頸椎手術，但若是多節頸椎轉移，考慮術後的脊椎穩定度，會需要後位的固定。胸腰椎的轉移，則以後位減壓合併腫瘤切除，及內固定為大宗，再依腫瘤切除的範圍考慮重建脊椎的穩定度。

轉移型脊椎腫瘤的手術，大多是因為神經壓迫且有臨床症狀才接受手術，因此手術中需要從重要的神經週邊移除腫瘤，可能產生相關神經麻痺風險，在必要時需合併術中的神經電生理監測來減低相關的神經損傷風險。

是否需要作大範圍的切除、將椎體完整切除、或是部分椎體切除將神經減壓？除了須考慮術後脊椎重建的穩定性，也得評估病人身體狀況是否可以負荷大範圍且長時間的手術。

- 傳統或是微創：醫療科技進步，使脊椎手術傷口可以大幅縮小。在可行範圍內，微創手術對於組織的破壞相比傳統手術低得多，但對於轉移型脊椎腫瘤而言，腫瘤本身造成的破壞或是壓迫神經的範圍，可能不同於一般的傳統手術。因此是否能藉由微創手術來做治療？必須在術前作完整的評估，並與手術醫師討論。
- 新一代骨釘：轉移型脊椎腫瘤除了會引起神經壓迫外，也會造成脊椎的骨質變差，所以在骨釘置入時就會增加鬆脫的風險。新一代骨釘導入椎體成形術概念，可以在骨釘中以人工骨水泥作加強，減少骨釘鬆脫。
- 藥物輔助：除了可以使用止痛藥物減緩疼痛外，乳癌、前列腺癌及肺癌併有蝕骨性骨轉移的病患，則可以使用新一代的單株抗體（癌骨瓦）減緩骨質流失，輔助於手術後，可以減少因骨質流失所引起的相關併發症。

相關文章
骨鬆用藥——地舒單抗（保骼麗和癌骨瓦）
上冊第三章第四篇第156頁
脊椎壓迫性骨折（椎體成型手術、椎體矯正手術）
下冊第三章第二十一篇第307頁

轉移性脊椎腫瘤手術 可維持病患生活品質

轉移型脊椎腫瘤的手術治療可以減緩病患的疼痛，維持生活品質，並可輔助後續針對原發腫瘤的相關治療。依病患臨床的症狀，在全面的臨床評估後實施適合的手術方式治療，並可利用新的醫療科技與藥物，降低手術造成的相關併發症。

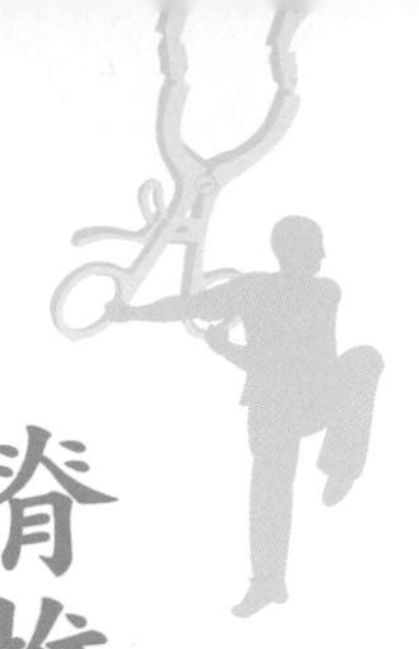

脊椎腫瘤的非手術治療

郭懿萱
臺北榮民總醫院神經外科 主治醫師
國立陽明交通大學醫學系外科 講師

無論是原發性或轉移性脊椎腫瘤，除了手術外，還需要搭配放射治療或其他輔助治療，來加強對腫瘤的控制效果。由於放射治療的進展，轉移性腫瘤若無脊髓壓迫或不穩定，甚至可以不必手術，僅需進行放射治療。

脊椎腫瘤的放射治療——電療

放射治療在臺灣又被稱為「電療」。

有些病患聽到「電療」就誤以為是通電來治療，會有「觸電」的痛感，因而恐懼或害怕。

其實不然！「電療」的名稱來自「放射線片」的閩南語「電光片」，「用放射線（電光）來治療」就是「電療」囉！和觸電一點關係都沒有。

醫學史上，用電療來治療癌症的歷史相當久遠，西元一八九六年就開始了；經過一百多年的研究和發展，現在在癌症治療上扮演非常重要的角色。

低能量的輻射線可穿透組織，在底片上顯影產生放射線片可用來檢查；高能量的輻射線則用於放射治療癌症。

這是因為高能量的輻射線可以破壞細胞的DNA，讓被照射到的細胞停止生長、凋亡，進而被身體分解。從放射治療開始到細胞凋亡須時數天至數週，治療效果則可以持續數個月之久。

需要注意的是，身體不同組織有不同的輻射耐受劑量，一旦超過劑量，就會造成永久的損害。因此，腫瘤能接受的輻射劑量受限於周遭組織的輻射耐受劑量。

放射治療依輻射線射源位置，分為「體外遠隔治療」和「體內近接治療」兩種。

體外遠隔治療

所謂的「體外隔遠治療」，就是在身體外隔著一定的距離，藉由鈷六十、直線加速器或其他粒子射線產生的高能量射線，來進行放射治療。

因為治療方式不同，體外遠隔治療分為傳統放射治療、立體定位放射手術和立體定位放射治療三種。

一、傳統放射治療：療程較長、每次劑量低，通常會分次治療，一週五天、每次照射約十到十五分鐘，療程依腫瘤不同有所差異，可能持續數週。

傳統放射治療的特色有：

- **再修復：**正常細胞的修復能力比腫瘤細胞強，因此分次治療能讓周遭正常組織有機會再修復；然而有些腫瘤也有良好的修復能力，如果遇到頑強的腫瘤，對放射治療就比較不敏感。
- **再氧化：**壞死缺氧區域的腫瘤細胞對放射治療效果不好，因此在分次治療間期，氧氣得以重新分佈，讓低氧區成為高氧區，增強放射治療的效果。

- **再分佈：**處於分裂期的細胞對於輻射傷害較敏感，而腫瘤細胞生長分裂的速度較正常細胞快、較多細胞處於分裂期，分次治療可以讓處在不同時期的腫瘤細胞進入分裂期時都受到輻射傷害。
- **群落生長：**放射治療期間，存活的腫瘤細胞會逐漸減少，但也因為周遭氧氣供應充足、生長能力強，因此若中斷放射療程，反而容易讓有抗性的腫瘤細胞快速生長，降低放射治療的效果。

哪些腫瘤對放射治療比較敏感？哪些又比較頑強、不敏感呢？以轉移性腫瘤而言，血液性腫瘤（如淋巴瘤、多發性骨髓瘤、漿細胞瘤）及部分固體腫瘤（乳癌、攝護腺癌、卵巢癌、神經內分泌癌、精母細胞瘤），都屬於放射線敏感的腫瘤。

多數固體腫瘤（如腎細胞癌、大腸癌、非小細胞肺癌、甲狀腺癌、肝細胞癌、黑色素瘤、惡性肉瘤）則具有放射線抗性，敏感性不佳。至於原發性脊椎腫瘤，也是放射線抗性腫瘤。

對於放射線敏感的腫瘤，如果沒有脊髓壓迫，傳統放射治療就能達到良好的控制效果，不一定需要手術。對於有脊髓壓迫的腫瘤，由於開始放射治療到產生效果需要時間、緩不濟急，而且腫瘤剛開始照射時可能腫脹增加神經壓迫，因此仍須考慮手術減壓以保留神經功能。

目前，頭部的立體定位放射手術以及身體的立體定位放射治療，都能藉由更精準的病患固定及立體定位系統，使不同方向來的射束集中於腫瘤細胞。

高劑量的放射線除了破壞細胞DNA，也能讓供應腫瘤的微血管內皮細胞凋亡、造成腫瘤供血不足，進而殺死腫瘤細胞。此外，腫瘤組織破壞所產生的腫瘤抗原和細胞激素，也能引發身體對抗腫瘤的免疫反應。

簡單來說，無論是放射線敏感或具放射線抗性的腫瘤，立體定位放射都能達到良好的控制效果。尤其是轉移性腫瘤，過往認為需完整切除的單一轉移性放射線抗性腫瘤，如果沒有脊髓壓迫，現在都可以用立體定位放射取代。

至於需要以手術治療的脊椎腫瘤，可以選擇分離手術。

分離手術是在減壓和固定後，讓腫瘤和脊髓間有一定空間，並接續術後立體定位放射治療，使腫瘤接受的輻射劑量不會因為旁邊的脊髓受限，提高治療效果。

根據原發性脊索瘤的小型研究顯示，立體定位放射亦有較好的局部腫瘤控制率。然而，立體定位放射治療後的壓迫性骨折機率較傳統放射治療高，但多數病人無症狀。

大家常常聽到的「加馬刀」是最早發展出來的立體定位放射手術，使用鈷六十產生加馬射線。加馬刀一開始是為了顱內病灶設計、使用頭架固定病患位置，雖定位最精準，但治療範圍僅限於頭部或頭顱頸交界處，且病灶不能超過三公分。

電腦刀採用直線加速器產生的放射線，不用頭架，並以機械手臂增加照射範圍，讓電腦刀的治療範圍擴展到全身。真光刀、銳速刀、諾力刀、螺旋刀、好神刀都是使用放射線射源，唯不同廠商有些許設計差異，各執優劣。

粒子射線治療可以用於傳統放射治療或立體定位放射手術／治療。以脊椎腫瘤而言，粒子射線能減少脊髓接受的輻射劑量，也就是在同樣的副作用下，粒子射線能增加腫瘤本身的照射劑量、提高治療強度。

質子治療，則是利用殺傷力和光子差不多，但能減少正常組織的傷害、進而提高腫瘤照射劑量的質子來做治療。然而質子射線較不易控制，且單次治療時間較長，不適合無法久躺的病患。

對於原發性脊索瘤，質子治療的效果優於光子治療，若合併束前放射治療、腫瘤全切除及術後加強放射治療，其腫瘤控制率更佳、復發率低。

還有重粒子治療。重粒子的殺傷力是質子的三倍，且不需要氧氣就能摧毀癌細胞，但也更不易控制，且重粒子射線會讓正常組織的修復效果大幅下降。對於原發性脊索瘤，重粒子治療的腫瘤控制率更好，甚至有研究顯示，與手術相比，重粒子治療的效果佳、且併發症少。

至於硼中子捕獲治療，則是一種標靶性粒子放射治療。

「硼10（^{10}B）」是「硼11」的同位素，含硼10的藥物注入病患身體、被腫瘤細胞吸收後，照射低能量中子射線，使硼10分裂、產生阿法粒子；由於阿法粒子作用範圍很短，因此可以殺死腫瘤細胞，卻又不會影響周遭組織。

目前硼中子捕獲治療仍在試驗階段，以頭頸部腫瘤為主。

體內近接治療

早期的近接治療是藉由手術，將裝載放射線同位素的金屬塊置放於腫瘤內或腫瘤附近，使高輻射劑量區域集中在腫瘤組織、減少周圍正常組織的傷害。

然而，這個方法會讓醫療人員暴露在輻射線中，因此醫學界又發展出「後荷式」近接治療，將治療導管放在腫瘤內或腫瘤附近，以影像定位、計算劑量後，再接上射源導管進行放射治療。

對脊椎腫瘤而言，術中近接治療對於環繞脊髓的腫瘤，或是已接受過放射治療的區域，能有效降低對脊髓的傷害，特別具有優勢。

目前對於轉移性腫瘤的小型研究結果顯示，減壓手術後搭配使用裝載有「磷32（^{32}P）」的金屬塊，可改善局部腫瘤控制。

藥物治療和標靶治療

手術和放射治療只能針對局部病灶，唯有藥物和標靶治療才能達到全身的腫瘤控制。

轉移性腫瘤根據不同的原發腫瘤，已經有專門的藥物治療和標靶治療；而原發性脊椎腫瘤的標靶治療仍在研究階段，目前尚無藥物可供使用。

結語

隨著醫學科技進步和研究發展，非手術的治療方式逐漸增加、效果顯著；然而，若脊椎腫瘤造成脊髓壓迫，為了保留神經功能，手術減壓仍是第一線的選擇。

相關文章

脊椎腫瘤

下冊第二章第十篇第124頁

參考資料：

1. Dea N, Gokaslan Z, Choi D, Fisher C. Spine Oncology - Primary Spine Tumors. *Neurosurgery*. Mar 1 2017;80(3S):S124-S130. doi:10.1093/neuros/nyw064
2. Barzilai O, Fisher CG, Bilsky MH. State of the Art Treatment of Spinal Metastatic Disease. *Neurosurgery*. Jun 1 2018;82(6):757-769. doi:10.1093/neuros/nyx567

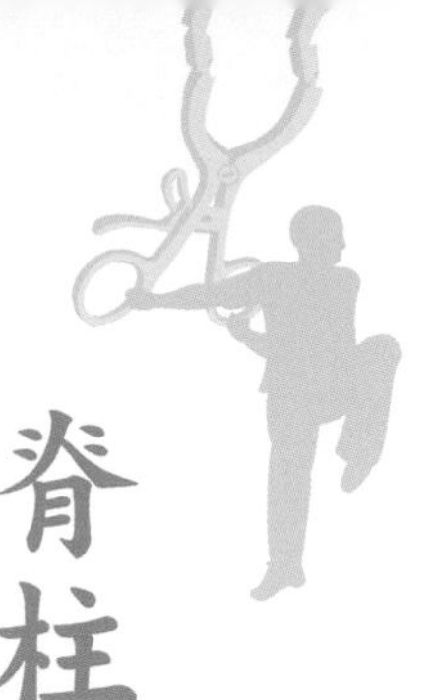

脊柱手術導航

郭昭宏
臺北榮民總醫院神經外科 主治醫師
國立陽明交通大學醫學系外科 助理教授

地圖與導航

還記得那個出門旅行時，一定得準備一本厚厚地圖的年代嗎？時空跳接到二〇二一年，紙本地圖早就被手機或行車導航取而代之。傳統地圖僅能指出方向，告訴使用者在哪個路口轉彎，導航則能即時告訴使用者現在身在何處、還有多少距離需要轉彎？甚至預知突發狀況、提供即時路況。在醫院也是如此。

醫學生在醫學院就讀時期，人人都有一本解剖圖譜，每個醫師的訓練與養成過程中，都需要有解剖相關訓練，這就像是開車時的紙本地圖，詳述主要的肌肉骨骼、血管、相關神經構造，外科醫師的訓練更是要熟記這些相關解剖構造。

如今有了高科技的協助，外科醫師在手術過程中，同樣也有「導航」。術中導航就像是行車導航一樣，能夠提供即時資訊，提升手術的安全與準確性。

術中導航是什麼?

醫師會在手術前先幫病人進行影像掃描，取得高解析度的電腦斷層影像或是核磁共振影像，再輸入導航電腦中，便能建立出虛擬的三維病人影像。

經由手術計畫軟體規劃分析後，術中導航工具就可以呈現出手術中人體結構的相對位置，以結合影像及導航功能的方式，可以有效減少手術傷口、達到微創目的。

腦部、脊椎手術都適用術中導航系統

神經外科的手術從腦部、脊椎及四肢周邊與神經相關的症狀，都可以使用術中導航，而且目前應用也相當廣泛。

- **腦部：**經由術中導航系統，可以提升腦部腫瘤切除或是切片診斷的準確性與安全性。利用術前影像，先計畫出病灶的相關範圍，以及重要神經的走向，在手術中可以即時了解腫瘤切除範圍，避免傷害重要的神經功能。若是進行切片手術，術中導航功能更為重要，因為可以利用單一切口取得腦部的相關病灶，避免不必要的神經功能損傷，並進一步得到確切的診斷。
- **脊椎：**對於退化性的脊椎疾病，或是脊椎側彎需進行矯正的病人，術中導航的優勢便是可以利用術中的即時影像，引導骨釘的植入，提升準確性。尤其在脊椎側彎或是嚴重脊椎退化的病人，術中導航可以大幅降低在變形的脊椎中植入骨釘造成神經損傷的風險，在術中可以做骨釘植入後的即時校正，以合併微創的方式減少手術傷口，也提升手術的準確度。

進一步的術中導航發展，更可以合併機器人手臂，以機器手臂合併術中導航影像，在術前做好手術計畫，並使用機械手臂植入骨釘，進一步減低手術的人為誤差，降低手術風險。

相關文章
全後位脊椎矯型手術
下冊第三章第十三篇第248頁

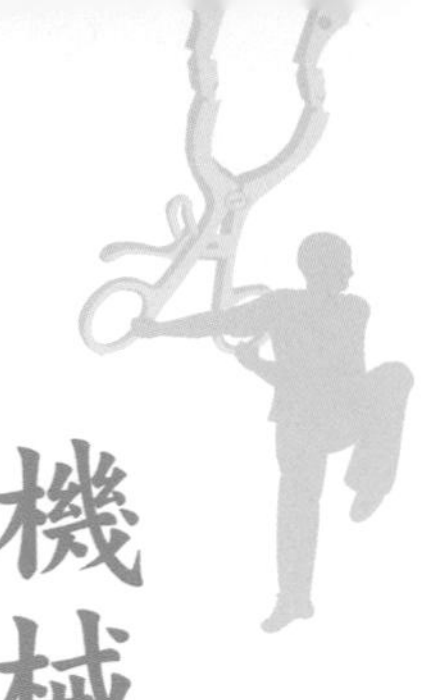

機械人脊椎手術

郭昭宏
臺北榮民總醫院神經外科　主治醫師
國立陽明交通大學醫學系外科　助理教授

隨著科技的進步與環保意識抬頭，純電能的電動車與油電混合車的數量有越來越多的趨勢。

以純電能電動車來說，除了節能減碳外，自動駕駛因為可以大幅降低駕駛開車的壓力和塞車時的不耐煩，無形中提升了道路安全，成為吸睛賣點。

但是自動駕駛是否如同字面上解釋，車子可以自己到處跑？還有，自動駕駛是真的全自動嗎？那又是誰告訴車子該往哪裡去？

電動車的自動輔助駕駛

自動駕駛的全名其實是自動「輔助」駕駛，也就是藉由在車體周邊的影像鏡頭及雷達測量，利用車用電腦的即時運算，在行駛中偵測道路邊線，並預測車間距離變化，提醒駕駛做出即時反應，同時在變換車道中提供輔助，以提升道路行駛中的安全性。所謂「輔助」，還是須要由「人」來下達命令，所以並不會看到無人電動車在路上漫無目的遊盪；電動車也可以藉由行車導航系統，在輸入目的地後安全抵達。簡而言之，在所有一切名為「自動」的背後，還是需要有「人」的啟動。

場景從自動車的道路駕駛回到神經外科開刀房。神經外科的脊椎手術，近來也有類似自動駕駛科技的神隊友：機器手臂。

機器手臂在脊椎手術的角色

使用機器手臂執行脊椎手術，並不會在開刀房裡出現「星際大戰」電影裡 R2-D2 或

BB-8一樣的機器人跑來跑去，而是有一個機械手臂作為輔助，主要功能是在脊椎手術置入骨釘時給予定位導引。

對於有脊椎側彎或是變型的病人，藉由機械手臂的導引，便可以在骨釘置入時提供正確的位置，避免置入角度偏差，影響到神經功能。

在複雜的手術當中，必須仰賴術中導航系統，讓機械手臂知道正確與安全的位置，來提供骨釘的置入；如同行車導航一樣，機械手臂必須藉由術中導航系統所提供「人體地圖」，才能在術中發揮輔助手術的角色。

你可能會問，那機械手臂是否可以取代外科醫師呢？

就如同電動車無法不用人類擔任，機器手臂也無法自己完成手術。

因為每個病人的症狀及需要手術部位各異，外科醫師的角色之所以重要，便是能根據臨床症狀與神經學的表徵做出判斷，因此脊椎需要手術的節數、部位，仍然需要依賴外科醫師的專業決定；機械手臂扮演的是手術輔助的角色，讓手術的安全性可以更加提升。

至於什麼樣脊椎手術適合使用機械手臂？就如同電動車適合甚麼樣的駕駛，其實是沒有限制的。不過根據目前的臨床經驗，相較於一般退化性的脊椎手術，脊椎側彎或是有脊椎變型的病人，在機械手臂的輔助下，可以讓手術的安全性大幅提升。

相關文章
全後位脊椎矯型手術
下冊第三章第十三篇第248頁

結語

科技的發展減低了人為誤差的產生，如同電動車的自動輔助駕駛功能，可以即時偵測路況、減低道路駕駛中人為疏失而造成的意外；在脊椎手術中的機械手臂，可以藉助於術中的導航系統，在外科醫師的診斷後，提升手術安全性，減低手術的風險與併發症。

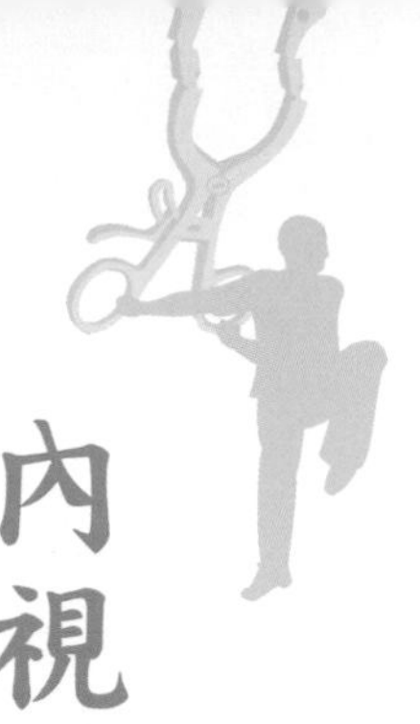

內視鏡脊椎手術與骨融合手術

張鵬遠
衛福部桃園醫院神經外科　主治醫師
國立陽明交通大學醫學系外科　講師

大家想到「開刀」常常就會很害怕。

其實邁入二十一世紀第二個十年，「開刀」已經不再像以前一樣出現各種開腸剖肚、血淋淋的駭人場景。現在的「開刀」，有時候醫師只需要在病患身上開幾個小洞，將器械伸入體內操作，就可以藉由手術進行治療。

而這一切能發生，主要功臣就是——內視鏡。

內視鏡脊椎手術 脊椎外科醫學新主流

最近幾年來，內視鏡結合精細的手術器械而發展出內視鏡手術，成為外科醫學新主流。外科的每一個分科幾乎都可以看見內視鏡手術的應用，專門處理脊椎的神經外科與骨科當然也不例外。

利用內視鏡處理脊椎的發展已久，在神經外科的應用更是廣泛，從摘除腦下垂體，到頸、腰椎的神經減壓，內視鏡都有重要貢獻。近十年開始，陸續出現更高規格的光學投射設備、更輕巧的磨骨器械、立體投影成像裝置，都讓脊椎內視鏡在微創手術領域有更上一層樓的發展，增加更多新的適應症。

在診間，當神經外科醫師告訴病患可以利用脊椎內視鏡來進行治療時，病患最常問的就是：到底什麼是脊椎內視鏡手術？傷口有多大？開口這麼小，醫師真的可以看清楚、徹底解決病灶嗎？

要回答這些問題以前，我們先來了解一下傳統開放式手術是怎麼進行的？

傳統開放式手術 傷口大、恢復期久

傳統的開放式手術，過程需要大範圍將背部脊柱旁的肌群從脊椎骨上分開，才可以清楚、廣泛露出需要處理的脊椎節段。這樣雖然有利於手術視野的顯露，讓醫師對病灶一覽無遺，可以徹底進行大範圍減壓，但過程卻大大破壞原本的肌肉構造，導致肌肉創傷較大、術中失血較多，術後恢復期自然就會比較久，也有比較高的機率產生長期背痛、術後不穩定……等相關後遺症。

那麼脊椎內視鏡手術呢？

脊椎內視鏡手術 傷口小、優勢多

首先，脊椎內視鏡的傷口真的很小，大約只有零點八公分左右。如果是骨刺或是有突出的椎間盤，醫師會經由皮導入套管，進入神經受壓迫的位置，在套管內使用內視鏡與相關器械，就可以將壓迫神經的病灶移除。這類內視鏡手術的應用，從頸椎、胸椎至腰薦椎都適用，但各部位的內視鏡手術方式與技巧卻大不相同。

和傳統開放式相比，脊椎內視鏡手術對肌群的破壞少得多，也可以藉由放射線檢查、導航裝置等術中影像定位，如此一來便可精準導入到神經壓迫處，避免大範圍的肌肉、韌帶組織破壞，也就可以大大加速術後的恢復。

所以，脊椎內視鏡手術最大的優勢有：

第一，破壞少、傷口小：因為傷口通常在一公分左右，因此這類手術大多當天就可以下床，手術當天或隔天便可出院。根據臨床統計，病患能較快回到工作場所、術後疼痛較輕微，住院天數也比較少。

第二，局部麻醉進行手術：避免全身麻醉的風險，減少術中神經損傷的機率，對全身麻醉風險較高的患者可說是一大福音！高齡長者、有多項共病但需要開刀的患者，都可以利用這個精準治療來改善神經壓迫症狀。

第三，視野大：內視鏡光學倍率大，可以直接放大視野，減少神經受損機率。

脊椎內視鏡手術 術後照顧較容易

由於脊椎內視鏡手術對組織破壞少，術後照護也相對容易，患者在手術過程中不需要仰賴過多的麻醉藥劑，術後對止痛藥物的依賴相對較少，因此大部分經歷這個手術的病患，在術後的恢復可以更迅速，只需謹守一般傷口的照護原則：術後一週避免接觸水、不要大力抓洗傷口、避免術後負重、小心術後不慎跌倒。

醫師通常會建議在完成脊椎內視鏡手術後的初期，可以配戴護腰這類腰部輔具，普遍都有不錯的術後狀態。

內視鏡融合手術 增加腰椎手術適應症

腰椎內視鏡手術起初著重在神經組織的減壓。然而近來，在內視鏡手術器械的發展下，已經能做到更大範圍的減壓，加上微創腰椎螺釘的配合，以內視鏡進行腰椎內固定（也就是俗稱的骨融合）手術再也不是難事。這樣的手術應用大量使用在高齡、共病症多而且須進行腰椎融合的患者，大幅增加腰椎手術的適應症。

相關文章
腰椎融合手術
下冊第三章第五篇第196頁

內視鏡治療高位頸椎 北榮神經外科第一名

儘管內視鏡最常被應用在腰椎與胸椎，但治療高位頸椎時，在某些特定但少見的情況下，內視鏡也扮演了重要角色。

常見的高位頸椎疾病包括：嚴重的先天顱底異常、高位頸椎滑脫、先天分離狀齒狀突或嚴重的類風濕關節病變等，以致於第二節頸椎齒狀突或相關結締組織壓迫至腦幹。這類疾患往往需要經由口部或鼻腔導入內視鏡，在鼻咽或喉咽處做手術切口，來進行結締組織或骨頭構造的移除（如圖）。

這樣的內視鏡手術雖然也是脊椎手術，但其實是處理腦部與頸椎交界處，範圍包括腦幹以及支配腦部的重要大血管等，在脊椎內視鏡手術中所需要的技巧與門檻更為困難，風險也比一般內視鏡手術更高。國內由臺北榮總神經外科顏玉樹主任與吳昭慶教授所帶領的團隊，已經在此範疇耕耘多年，並於神經外科最頂尖的國際期刊發表大量研究成果，是國內此類患者之福音！

相關文章

寰樞椎與枕頸固定

上冊第四章第五篇第249頁

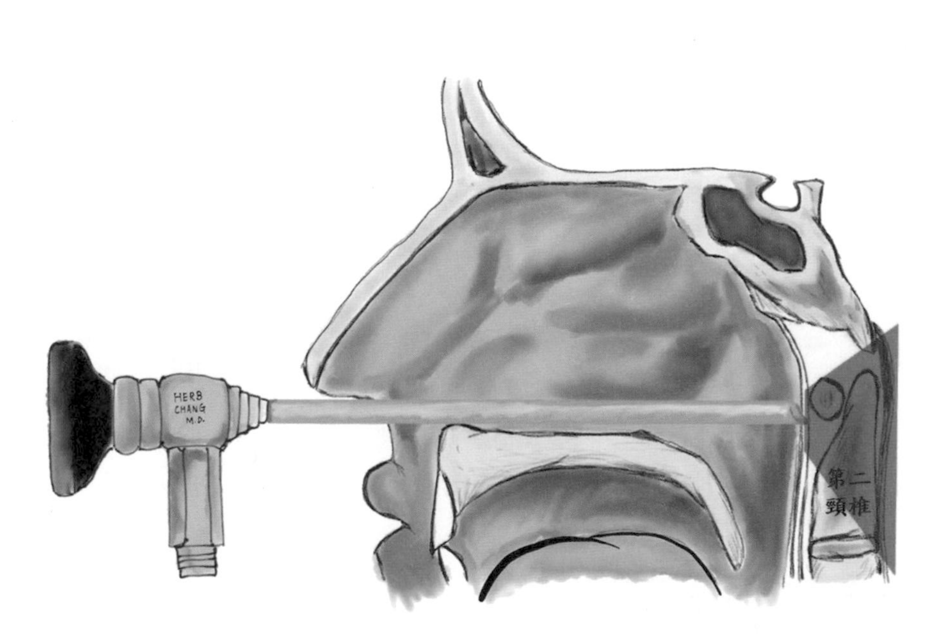

手術範圍涵擴第一與第二頸椎

術後加速康復首選——腰椎內視鏡手術

「術後加速康復」是一個整合醫療程序與資源，加速患者術前至術後復原的概念，在一般外科的發展頗為悠久；在麻醉與內視鏡手術的精進與發展下，也逐漸被導入神經外科、脊椎外科手術中。而脊椎內視鏡手術，已經成為神經外科與脊椎外科手術術後加速康復的當然首選之一。

參考資料：

1 Cranio-Vertebral Junction Triangular Area: Quantification of Brain Stem Compression by Magnetic Resonance Images. Chang CC, Wu CL, Tu TH, Wu JC, Chang HK, Chang PY, Fay LY, Huang WC, Cheng H. Brain Sci. 2021 Jan 6;11(1):64. doi: 10.3390/brainsci11010064. PMID: 33419068

2 Endoscopic transnasal odontoidectomy without resection of nasal turbinates: clinical outcomes of 13 patients. Yen YS, Chang PY, Huang WC, Wu JC, Liang ML, Tu TH, Cheng H. J Neurosurg Spine. 2014 Dec;21(6):929-37. doi: 10.3171/2014.8.SPINE13504. Epub 2014 Oct 3. PMID: 2527965

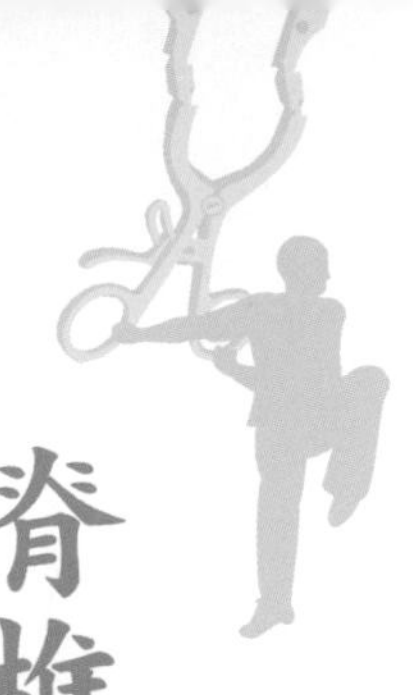

脊椎壓迫性骨折（椎體成型手術、椎體矯正手術）

柯金柱
臺北榮民總醫院神經外科　主治醫師
國立陽明交通大學醫學系外科　助理教授

「椎心刺骨」這個成語裡的「椎」是個動詞，用來形容有一種痛，像是痛到捶打到心臟、刺進骨頭裡這麼痛，通常比喻內心痛苦、極度煎熬。

不過對神經外科醫師來說，這個「椎心刺骨」也可以有另外一個解釋：「椎」在這裡是名詞，表示脊椎。因為真的有一種脊椎痛，是可以痛到椎心刺骨、痛到懷疑人生。大魔王就是這一位——脊椎壓迫性骨折。

痛到懷疑人生的脊椎壓迫性骨折

脊椎壓迫性骨折所造成的下背痛，並不是直接由神經壓迫所引起，但痛起來還是同樣要人命！

這種痛，最大的特色是「翻身痛」，也就是好好的躺在床上不動就沒事，但只要一翻身下床，就會馬上痛得唉唉叫，很多女性患者形容這種疼痛的程度，根本和生小孩的痛有得比。還有媽媽說得更貼切：生產的痛可以預期生完以後就結束了，但脊椎骨折的痛，卻是一動就痛、沒完沒了，不知道什麼時候才能解脫，心理的煎熬，更加重了身體的痛楚。

脊椎壓迫性骨折怎麼來的？

脊椎壓迫性骨折指的是脊椎的前方椎體部位，因為外力或患者本身骨質等因素而造成崩塌。因為人體脊椎是一節節由上而下的排列，所以發生骨折時通常是上下壓迫造成的，而非像常見的「長骨」是橫斷式的骨折。

除了外傷、惡性腫瘤轉移、椎體血管瘤及多發性骨髓瘤這些因為直接侵蝕骨頭而造成的病理性骨折外，一般常見的壓迫性骨折，多數和骨質疏鬆脫不了關係。

人體正常的椎體內部，是由很多支健壯的「骨小樑」來作支撐，就像屋子裡有很多柱子支持著天花板，只要柱子夠粗，就不怕地震時房子會倒塌。而骨質疏鬆患者的骨小樑則會被逐漸吸收、變細，細到只要一個由上而下的震盪就可以把骨小樑折斷，使椎體崩塌。

所謂「由上而下的震盪」可以簡單到在浴室不小心滑倒、跌坐在地上，就成了脊椎壓迫性骨折患者；少數嚴重骨質疏鬆的患者，甚至沒有受傷，只是轉身彎腰拿個水瓢，骨頭就斷了！

雖然骨質流失是人體老化的正常過程，但長期服用類固醇者、抽煙者，以及停經後因體內荷爾蒙平衡受影響而促進骨質流失的婦女，因為體質更加留不住鈣質，也就更容易造成骨質疏鬆。臨床上，停經後的老年婦女正是發生骨折的大宗。

此外，缺乏運動、體重過輕者也容易讓身體誤以為不需要那麼多強壯的骨頭，而加速吸收代謝掉骨頭。

脊椎壓迫性骨折的診斷

脊椎壓迫性骨折在臨床上最常看到的景象，是病人因為劇烈的背痛而被送到急診。到了急診後，通常會作一個胸腰椎的放射線檢查，在檢查的側面片子可能會看到椎體的形狀由正常的長方形，變成上面塌陷而形成的梯形、甚至三角形。

不過有時在剛發生的幾天內，因為椎體尚未明顯變形，有可能不容易被看出來。所以如果有脊椎骨折的疑慮，就應該進一步做磁振造影檢查，再會診神經外科，或是安排神經外科門診追蹤。

磁振造影檢查可以清楚辨認是否有骨折、骨折發生的新舊，以及是否有神經組織的壓迫等重要問題。實務層面很常看到患者以為到急診或診所止痛就可以解決，因而沒有即時正確診斷，錯失治療良機。

而一旦診斷了骨折，通常醫師也會同時安排雙光子式吸收儀檢查，以確定患者是否同時有骨質疏鬆的問題。

相關文章
骨質疏鬆症與壓迫型骨折
下冊第二章第十四篇第154頁

微創手術 為脊椎壓迫性骨折治療開出新路

長期以來，脊椎壓迫性骨折的治療，主要以保守的臥床、服藥，或手術治療為主。保守治療包括臥床休息、止痛藥物與背部支架。但是因為老人家一旦臥床不動更容易導致骨質進一步流失，且很容易併發肺炎、泌尿道感染、褥瘡、便祕……等合併症，所以長時間的臥床，其實是臨床醫師最不樂意見到的。而止痛藥物的使用，也容易出現消化道潰瘍出血、腎功能衰退等副作用。

至於手術治療，傳統的手術治療需要進行長節段的脊椎融合骨釘固定，但考量患者如果年長、體力差，無法忍受長時間全身麻醉，這麼大的手術常常會讓患者、家屬，甚至醫師都卻步。

幸好，近年來微創手術普及，以骨泥灌漿進行椎體成型手術、椎體矯正手術，讓醫師在很小的傷口、短時間的麻醉，甚至局部麻醉下完成手術。這樣的手術方式，不只能降低七成疼痛，患者當日或隔日就可下床走路，通常術後一至三日就能出院。

椎體成型手術、椎體矯正手術

由於滿意度高、麻醉時間短、住院天數少、術後恢復快，椎體成型手術、椎體矯正手術是目前很受老人家歡迎的治療脊椎壓迫性骨折方式。

神經外科醫師在開刀房是怎麼進行這樣的手術呢？

通常，患者在局部麻醉或是短時間全身麻醉下，醫師會根據術中放射線影像定位，在患處兩側表皮各開一個約半公分的小傷口，將兩根特製的金屬導管插入骨折塌陷的椎體內，再經由這對導管，由體外將骨漿灌入椎體內，等數十分鐘後骨漿凝固了，就可以支撐住椎體，讓患者不再一扭動身體就疼痛。把塌陷的椎體固定、支撐起來，使其不再進一步崩塌，這就是「椎體成型手術」。

還有另一種長期的背痛，是壓迫性骨折後的脊椎，常常會因為變形而合併駝背，這種駝背會導致慢性、終生性的背部肌肉緊繃。如果考量到這一個問題，患者也可以選擇「椎體矯正手術」。

椎體矯正手術方式與椎體成型手術大致相同，只是在灌入骨漿之前，會先由導管放入氣球或類似「千斤頂」的植入物，它有一個可以在體內張開的特殊設計，以撐高椎體的高度，在此時灌入骨漿，將椎體固定在較好的排列狀態，就能矯正駝背的程度。

近年來還有數種黏稠度較高的骨漿，可以在不需使用氣球、千斤頂的情況下，仍然可以撐高椎體高度，達到矯正效果。

在費用上，由於這些先進的醫療產物都是健保不給付的，患者需要自費使用。另外，以手術而言，並不是每位患者都可以達到一百分的效果。最常見的就是陳舊性的骨折或者太晚就醫者，椎體已經全部或部分固定了，或是骨質太差的患者，也無法太過理想化的矯正。

骨漿的選擇與手術併發症

這些手術之所以能達到微創、快速恢復的效果，最重要的就是幾乎不破壞患者自身的肌肉組織。

你可能會問，如何能只透過兩個表皮的小傷口，就可以完成手術？關鍵在於由熟悉微創手術的外科醫師來執行手術，以及精準的術中影像輔助。

一個「成功」的手術，除了對成效的要求外，更重要的是避免手術併發症。

此手術的目標是把骨漿打進椎體裡，反之如果骨漿流到椎體以外的地方，就會造成併發症。比如：骨漿順著脊椎腹側的血管流回心臟，再由心臟打到身體各個器官則造成栓塞（腦、肺、腸、四肢動靜脈……），因此醫師通常會請患者自費使用內含顯影劑的骨漿，如此手術中灌入的骨漿才能清楚的顯示在放射線螢幕上，醫師便能即時知道骨漿灌到什麼程度、是否流出。

另外一個較大的併發症是：如果骨漿流出椎體背側，會有壓迫及燙傷脊髓的風險，此時若使用低溫骨漿，則可能可以減少神經損傷的機會。黏稠度較高的骨漿除了低溫，更重要的是黏稠的特性比較不會四處流動，可以降低骨漿流出椎體的機會，也能有效減少併發症。

脊椎壓迫性骨折的術後照顧

- 背架的使用：術後須穿背架三個月，盡可能維持抬頭挺胸。
- 治療骨質疏鬆：脊椎骨折只是一個結果，追根究柢還是骨質的問題，臨床上骨折治療後再復發並不在少數，所以根本上應該治療骨質疏鬆。均衡飲食之外，也應該補充維生素D與鈣片。針對骨質疏鬆，目前已經有多種效果更佳的藥物。不論接受何種治療，都應該配合適度的日曬與負重運動，才能轉換為活性物質、加速吸收。
- 增加肌力：肌肉可以幫助維持脊柱的排列。反之，肌少症患者常常也因骨質疏鬆而反覆發生骨折。
- 改變生活型態、預防跌倒。

脊髓電刺激療法

李居易 衛福部臺北醫院神經外科 主治醫師

神經外科有一種「難治慢性疼痛」，意思就是「難以治癒」的痛，包括：手術後持續的下背痛、下肢疼痛、截肢過後的幻肢疼痛、脊髓損傷過後的神經痛、糖尿病引起的周邊神經痛、周邊動脈阻塞性下肢疼痛，或是接受過腫瘤放射治療或化學治療造成的神經痛。

許多承受這些疼痛的患者，都已嘗試非常多種不同的治療方式、接受各種不同的手術，卻仍深受疼痛折磨，嚴重影響日常生活品質，有些甚至造成精神方面的疾病。

以微量電流刺激脊髓神經的「脊髓電刺激療法」，給了這些痛到生不如死的患者一線希望。

脊髓電刺激療法 慢性頑固疼痛的剋星

脊髓電刺激療法主要針對慢性頑固型的疼痛。醫師會在患者脊髓背側、硬脊膜外的空間裡放置精細的脊髓電極，將電極線接在脊髓電刺激器上（可放置於體內或體外）；脊髓電極會持續放出不同頻率的微電流，刺激背側脊髓而引發一些輕微麻木刺痛的感覺（有些病患沒有感覺），這種刺激可大幅減輕患者本身的頑固性疼痛，進而改善生活品質。

患者在接受脊髓電刺激器置入手術前，必須以影像學和神經電生理學檢查來確定診斷，也需要接受精神心理方面的評估，治療潛在可能的憂鬱症或是藥物成癮疾病。

醫師會依照病患疼痛來源的複雜程度決定是否需接受全身麻醉，大部分患者可以在意識清醒，也就是局部麻醉下進行手術。

相關文章

神經電學生理檢查

上冊第三章第一篇第136頁

脊髓電刺激療法的併發症

雖然脊髓電刺激置入手術發生併發症的機率非常低，但還是有傷口感染、電極線感染、手術部位出血、電極移位、裝置損壞的風險，較嚴重也可能發生硬脊膜穿刺造成的腦脊髓液滲漏、中樞神經感染，甚至是脊髓損傷。

脊髓電刺激的治療流程

手術進行時，病患採舒服放鬆的趴臥姿勢，醫師注射局部麻醉止痛藥後，藉由移動式放射線機的導引輔佐，於腰部左右側各置入腰椎穿刺中空針頭，確認針頭置入硬脊膜外腔後，將精細的脊髓電極線由中空針頭內置入目標脊髓節位，最後以移動式放射線機確認電極線的位置是否正確，整個過程通常僅需數十分鐘。

脊髓電刺激療效測試

置入的電極線會暫時先外拉至病患腰間部位，接上脊髓電刺激器確認電極阻抗一切正常後，觀察一至兩週的時間，調整合適的電流頻率，並請病患每天進行疼痛日誌紀錄，評估疼痛控制效果是否能確實改善日常生活。

在暫時性的脊髓電刺激器治療後，當疼痛改善超過一半時，即可以判定為有效果的治療方式。確定效果後，醫師會再安排永久性的脊髓電刺激器置入手術。

永久性的脊髓電刺激器置入

永久性脊髓電刺激器置入手術也可在局部麻醉或全身麻醉下進行。在腰間劃一道五至六公分的傷口後，將脊髓電刺激器和電極線連接後，便可永久性置入皮下空間，手術過程僅需數十分鐘的時間；隔天即可出院，傷口照護一週左右拆線。

出院後，病患會有一個遙控器，根據日常生活所需的活動或是疼痛情況，自我調控電流的頻率和強度，達到最好的疼痛控制效果，大幅改善生活品質，和無止盡的疼痛說掰掰。

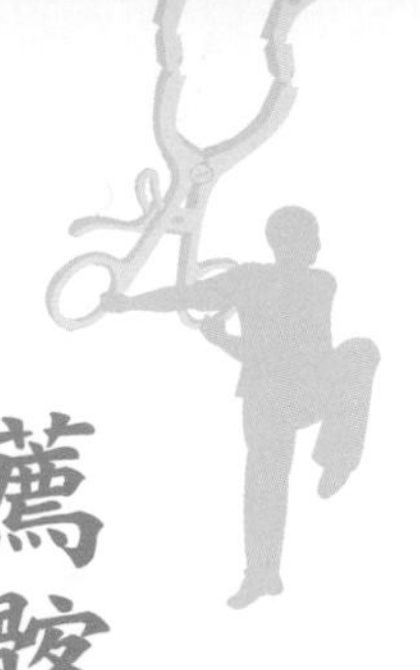

薦髂關節融合手術

李居易
衛福部臺北醫院神經外科　主治醫師

為什麼薦髂關節會痛？

薦髂關節位於骶骨與左右髂骨的交界處，左、右各一。薦髂關節疼痛症候群佔下背痛成因的百分之十五至三十，常見的症狀除了下背痛還有臀部疼痛，有時會延伸到大腿疼痛，但極少延伸到膝蓋以下。

薦髂疼痛起因於薦髂關節退化不穩定，因此在活動行走、久坐久站、變換姿勢或是爬樓梯上下坡時經常會使症狀加劇；病患經常會覺得單側或雙側疼痛，也可能會感覺下背骨盆腔活動不順暢，甚至有「卡卡」的感覺。

薦髂關節疼痛的診斷

門診時，醫師會對薦髂關節疼痛的病患進行理學檢查，對薦髂關節、骨盆、髖關節及大腿施加不同方向的壓力，也就是誘發測試。常做的誘發測試有五種，五種測試中如果有三種以上測試呈現陽性，就會高度懷疑病患的疼痛和薦髂關節不穩定有關。

醫師也會安排包括放射線、電腦斷層及核磁共振的影像學檢查，來檢視病患是否有神經壓迫或其他病灶的可能，確認薦髂關節疼痛的真正原因。

薦髂關節疼痛的治療

臨床上對於薦髂關節疼痛病患的治療方式，會優先考慮藥物治療和復健治療；在治療幾個月甚至半年後，如果症狀持續沒有改善，才會安排影像學導引藥物注射治療。若病人在接受藥物注射治療後，症狀改善超過一半，便可確定是薦骼關節引起的疼痛。

藥物注射的效果通常可以持續幾週到幾個月，若病人對效果滿意，可以考慮做高頻熱凝療法，效果往往可以持續更久，由數月甚至到數年。

如果接受過前述所有療程皆無法改善症狀，醫師就會建議進行薦骼關節融合手術。

相關文章

肌筋膜疼痛及其他骨科相關疾病

下冊第二章第十五篇第162頁

薦骼關節融合手術

薦骼關節融合手術分為微創和傳統手術，目前以微創手術為主流，優點有：傷口小、術中出血少、恢復速度快、術後疼痛少、住院天數少、術後傷口旁的組織沾黏較少等。

薦髂關節融合手術時間大約二至三小時，病患需要全身麻醉，在髖關節旁靠近臀部的位置劃入一道五至六公分的傷口，藉由機器人手臂導航輔佐，在薦髂關節處置入骨釘骨板並固定起來。有些醫師會以鈦合金支架混合病患自體骨或是移植骨置入薦髂關節內，來加強骨頭融合的強度和速度。

傳統手術的準備和微創手術大同小異，傷口大約十至十五公分。醫師將深層肌肉切開，直接到達薦髂關節上方，切開外方深層肌腱，打入骨釘骨板並置入鈦合金支架，最後將肌肉肌腱和傷口縫合起來。

傳統手術所需的時間和微創手術差不多，但術後較可能有傷口和深層肌筋膜的沾黏，缺點是較容易引發術後疼痛。

薦髂關節融合手術的術後照顧

傷口通常一週左右會癒合，但術後仍需穿骨盆下背架支撐，並用助行器拐杖輔佐行走。術後仍須持續接受復健治療，並密集回診以影像學檢查追蹤，確認所有骨釘骨板位置正確、薦髂關節融合效果符合預期。順利的話，三個月後便可移除骨盆背架。

脊椎疼痛的非手術治療方式（神經阻斷術及高頻熱凝療法）

李居易　衛福部臺北醫院神經外科　主治醫師

坊間的脊椎疼痛治療方式五花八門，有結合中西醫復健、整脊、喬骨、針灸、營養調理、精神各方面的治療，有些治療甚至提不出合理的醫學根據。

從西醫的角度來看，這些都屬於「中軸脊椎疼痛」，也是患者來門診最常見的主訴症狀。

造成中軸脊椎疼痛的原因，有一些是非神經壓迫造成的脊椎疼痛（肌筋膜疼痛、薦髂關節、髖關節疼痛……等），另外還有脊椎小關節退化、脊椎椎間盤引起的疼痛、脊椎旁輔佐支撐的肌腱韌帶發炎……等。

患者的影像學檢查結果不一定有嚴重的神經壓迫，有些則只有輕微的神經壓迫，疼痛症狀常合併多種病因，手術通常只能解決部分問題。

此外，也有些患者因為擔心害怕手術風險過高、經濟難以負擔……等其他因素而無法接受手術，這時候醫師就會和病患討論其他非手術治療的選項。

神經外科醫師最常採用的非手術治療，第一個是影像學導引神經阻斷術，第二個則是高頻熱凝療法。這兩種治療方式能被病患廣泛接受，並且有大量文獻佐證療效。

相關文章

肌筋膜疼痛及其他骨科相關疾病

下冊第二章第十五篇第162頁

影像學導引神經阻斷術

影像學導引神經阻斷術是藉由超音波或是移動式放射線機的輔助導引，將止痛藥物、類固醇或高濃度葡萄糖水注射在引起患者疼痛的部位；患者不需要全身麻醉，以完全清醒且放鬆舒服的姿勢就能接受治療，大部分的療程僅需短短數分鐘到數十分鐘。

對於淺層且解剖位置相對單純的疼痛部位，醫師在診間就可以理學檢查進行觸診，直接在疼痛點進行簡單的止痛藥物注射。患者配合藥物和物理治療，配合日常生活的調整，即可達到非常好的療效。

對於較複雜的疼痛，經由理學檢查和影像學檢查找出可能引發疼痛的原因後，醫師便可藉由影像導引的輔助（超音波或是移動式放射線機）執行精確度更高、更困難的藥物注射，神經阻斷術即是將藥物注射在引發疼痛的神經。

因為有正確的診斷、精準的藥物注射，神經阻斷的效果通常可以達到數週甚至數個月；若病患接受診斷性神經阻斷後效果顯著，更可更進一步接受影像導引高頻熱凝療法治療。

高頻熱凝療法

高頻熱凝療法的治療過程和神經阻斷術大同小異，病人不需要全身麻醉，可在完全清醒且放鬆舒服的姿勢下接受治療。

不過高頻熱凝療法打針的目的並不是注射藥物，而是藉由置入產生高頻熱能的針燒灼引起疼痛部位的小神經，來達到疼痛控制，效果往往可達數月甚至數年。

影像學導引神經阻斷術和高頻熱凝療法的適應症

肩頸痠痛、手麻手痛是現在常見的文明病，患者平均年齡層有越來越年輕的趨勢。引發疼痛的原因不外乎肩頸旁的肌筋膜疼痛，周邊神經壓迫造成的腕隧道症候群、肘隧道症候群，或是頸椎小關節面退化造成的疼痛，更嚴重者則有頸椎骨刺或是椎間盤突出壓迫神經根造成的神經根病變。

下背痛、坐骨神經痛患者，經常痛到無法久坐久站、走路走不遠，日積月累使下肢肌力退化，更加無力行走、站立，掉入惡性循環。症狀來源可能是腰椎旁的肌筋膜疼痛、支撐腰椎骨盆腔的深層韌帶發炎、腰椎椎間盤退化引起的疼痛、腰椎小關節面退化、甚至是腰椎骨刺或是椎間盤突出壓迫神經根造成的神經根病變。

這些病因在接受醫師評估後，都能藉由超音波導引的藥物注射來治療。正確診斷加上精準治療，就可以顯著改善、消除這些惱人症狀。

【結論】

如何尋找最適合的脊椎手術醫師？

吳昭慶 教授
臺北榮民總醫院神經醫學中心神經修復科 主任
國立陽明交通大學 教授
Journal of Neurosurgery: Spine 編輯 Co-Chair

絕大多數的病人一生只會接受一次脊椎手術，如果可以，大家都會希望自己最好不要被開刀。

問題是從事脊椎手術以及相關治療的醫師很多，有骨科醫師、神經外科醫師，還有各式各類近似於手術的脊椎治療，包括電燒、熱凝雷射、復健超音波打針等等，各類傳統媒體報章雜誌、新式電子媒體、社群媒體等等，充斥著各式各樣的廣告，還有一些以科學知識、甚至學術研究作為包裝，以報導醫學新知的方式呈現，還有些醫師的發言也帶有非中立的立場，在這個資訊爆炸新聞氾濫的時代，除了廣告之外還有很多資訊往往以置入性行銷的方式在推薦，甚至推銷手術。請問病人該如何選擇？

對於處在訊息相對不充足的病人而言，其實是弱勢方。尤其在這種資訊爆炸的時代，網路上的資訊唾手可得，但是其實過多的資訊反而無從過濾篩選，不對等的狀態下，確實非常難以做出正確的判斷選擇。

其實這種狀態不僅僅是發生在臺灣，世界各地皆然，美國的航空公司放在飛機上的旅遊購物雜誌，十多年前就有許多脊椎手術的廣告，因為人口老化、脊椎疾病普及，加上大家對生活品質的要求日益提高，腰痠背痛、肩頸痠痛根本是一個再常見不過的疾病，脊椎相關手術治療早已成為文明社會、高度經濟發展國家一種普遍的手術，基於文化的考量，亞洲國家還算是脊椎手術相對保守的地方。

臺灣特色的健保制度，提供世界少有的就醫便利，健保晶片卡讓病人到各處醫療院所都可以查到前一家醫院做過的影像檢查，常見病人帶著健保卡中的脊椎磁振造影逛過多家醫院，甚至隱瞞前一家醫院醫生給過的建議，一方面測試醫師的診斷功力、二方面拒絕承認自己疾病的嚴重度，比較看看哪一位醫生的講法比較有說服力，再考慮一下幾種自費材料的價格，有點像是在買某種高階精品，「反正貨比三家不吃虧嘛！」、「你們醫界自己不是也常常說要病人多聽聽第二意見嗎？」

醫生當然有責任必須提供病人相關知識、仔細說明手術的必要性，以及非手術治療的其他選項，還有手術相關的併發症、後遺症，以及可能達成的預期效果，除了給予病人相關知識的教導，最好還能夠擔任心理諮商輔導的角色，給予病人以及家屬病理生理上的治療之外，還有心理上的支持。

倘若遇到把脊椎手術當成一門生意的醫師，他就有可能過度誇大手術療效、對於相關併發症後遺症輕描淡寫，甚至吹噓自己開刀成功的經驗，但是以上這三種特質也可以被視為是：安撫病人情緒，教導病人接受治療，給病人及家屬信心，是不是脆弱的病人心靈有時候也需要這樣子的輔導支持呢？這中間其實是有很大的灰色地帶存在，沒有絕對的黑或白，所以醫界權威大老常常說行醫是一門藝術。如果像藝術一樣，就真的沒有任何量尺天秤、無量化數據，沒有絕對值，醫學確實沒有辦法用量化指標來評定其實際價值。

對於從事脊椎治療的醫師而言，脊椎神經手術本身已經非常的精密困難，中樞神經受損往往無法完全修復還原，任何手術之結果均無法百分之百完全預測，手術本身就已經非常的勞心勞力，腦力體力條件再好的醫師都不可能不眠不休的進行手術。在有限的精力下，你希望你的外科醫師全心全力把這臺刀開好；還是花費心力、發揮口才推銷手術呢？

現行臺灣健保制度下許多醫師門診車水馬龍、門庭若市，每位病人看診的時間也相當有限，建議大家看診時，清楚地描述自己的問題，仔細聆聽醫師的建議。請記得，很多醫師的良心建議未必是中聽的話，請理性接納採信。若本身性格容易緊張慌亂，建議請理性的家屬親友同行，看診前後建議做筆記，有利綜合思考判斷。

醫學猶如藝術，既然沒有絕對的標準可循，當然也無法給出明確的推薦指示，這邊只能提醒病人以及家屬，建議看病前先查找資料閱讀、先做功課。看診時，清楚扼要說明自己的病情，仔細聆聽醫師的問題與建議，根據事實回答嚴重程度。看診後，仔細思考醫師的建議，坦誠面對自己的需求，然後再做選擇，選擇後，也請誠意配合治療，並接受結果。

臺語說：主人福，醫生緣。

每位病人都想跟良醫結緣，就像人世間的任何情緣一樣，這種相互的選擇其實非常微妙，沒有絕對的準則，沒有保證圓滿的結局，但有最全心全意的過程，最令人感激回味的，往往是過程中，經歷的每一點滴。

既然我們有《龍骨強健手冊》，找醫生之前，不妨請您依照症狀、疾病、或手術，來搜查相關知識吧！祝福您，找到最適合的醫生，結最圓滿的緣。

【總編輯簡介】

吳昭慶 教授

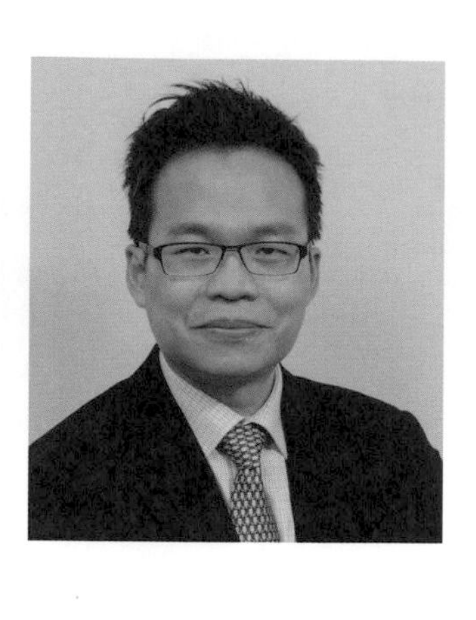

二〇一七以來先後擔任當代神經外科最領先的兩本期刊 Journal of Neurosurgery: Spine 與 Neurosurgery 編輯，協助科學期刊推進神經外科的前線，我相信外科手術進步的關鍵就是「累積」，一點一滴累積經驗、檢討成敗並分析結果，再以科學的語言將其轉化成文章，分享給同儕，發表在現代學術期刊，推動知識的前線；滴水穿石、積沙成塔，進步的秘訣其實很簡單，坦誠以對而已。

醫學專業領域中的進步尤其可貴之處，就在於不藏私地傳承分享治療成果，並協助同儕、提攜後進，過去十五年以來，本團隊持續在國際期刊上發表我們推進脊椎手術的點點滴滴，讓世界看見臺灣，也向世界各地最優秀的神經外科醫師們砥礪學習。

【作者簡介】（依姓氏筆畫排序）

李居易 醫師

臺北醫學大學醫學系畢業，目前任職於衛福部臺北醫院神經外科主治醫師。專長有脊椎顯微手術、脊椎微創手術、腦部急重症手術、神經重症照護、周邊神經手術。擁有臺灣疼痛醫學會疼痛專科證照，也致力於介入性疼痛治療，包括超音波導引注射治療、X光導引注射治療、高頻熱凝治療、增生療法。

擅長介入性疼痛治療的神經外科醫師，能夠更全面地評估疼痛真正的原因。我不僅能提供手術治療，症狀較輕微或是不適合手術的患者，也能提供其他適當的治療方式。同樣的症狀，在不同病人身上，可能有完全不一樣的診斷結果。因此仔細的身體理學檢查非常重要，我的工作不只是開刀，而是幫病人找出疼痛根本的原因，並提供最適當的治療方式。

杜宗熹 醫師

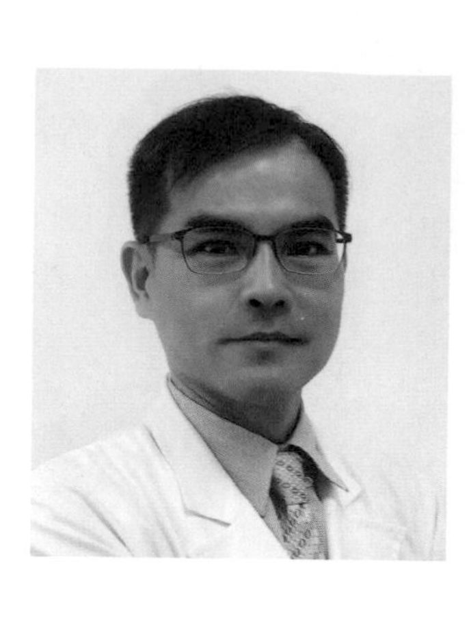

因為《神經外科的黑色喜劇》而立志成為神外醫師。

臺大醫學院畢業、北榮完成神外住院醫師訓練，赴美國加州大學舊金山分校、南加州大學神外中心進修。

在浩瀚的神外領域中，有感中樞神經系統疾病影響病人、家庭巨大，因此對神經組織再生重建心嚮往之，加入北榮神經修復團隊超過十年。

參與團隊在先進手術技術及基礎研究領域，包括：頸椎人工椎間盤手術、微創脊椎手術、脊椎活動功能保存手術、脊椎損傷、脊椎畸型及脊椎腫瘤手術等。

「這每一步路都振奮人心。」杜宗熹說，神外醫師遇到的病患大多是在電光火石間發生的意外，「我們看到大多數人不願看到的場面。回到從醫初衷，正是讓病患在和生命奮鬥之際，能得到最適切、安全的治療，解除病痛、回歸原本的生活型態。」

柯金柱 醫師

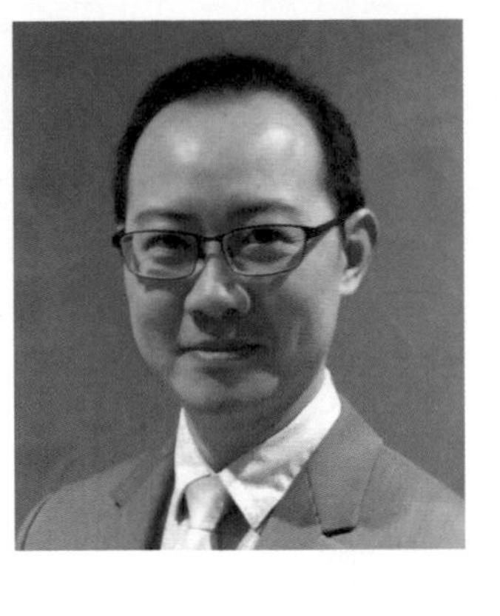

來自鄉下的我，特別了解市井小民的心聲。我很能夠體會患者及家屬畏懼手術的心情。我習慣站在病人的立場，去衡量手術治療的利弊得失。我總是想，如果這是我的家人，我當然會選擇能不開刀就不開刀。但也正是因為把患者想像成家人，所以更會想要把握住那些手術可以解決的疾病。面對患者，除了充分解釋手術內容之外，也會特別去比較傳統與微創手術的差別，讓病人了解：其實近十年來脊椎手術進步非常快速，一味的擔心與排斥只是讓自己徒增無謂的痛苦。作為外科醫師，我深深感受到手術常常是破壞性的，於是我報考了國立陽明交通大學藥理學研究所，師承脊髓損傷修復大師鄭宏志教授，以結合藥理與手術治療為研究目標，終於取得醫學博士學位。我期許自己不只是個拿刀子，更要是個能夠顧及患者及家屬身心狀態與生活品質的好醫生。

張志漳 醫師

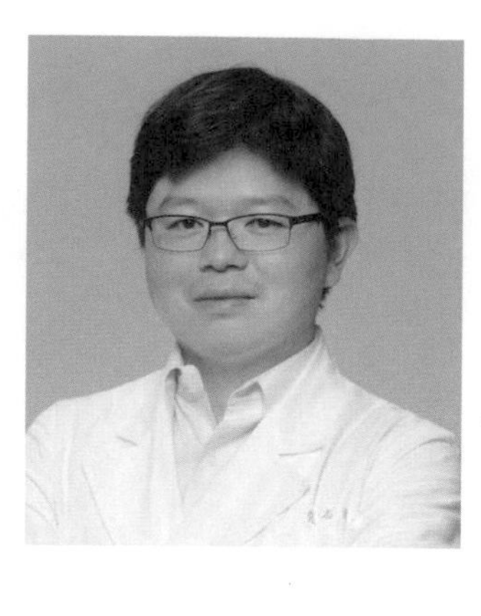

張志漳醫師出生及成長於臺中，高中畢業於明道中學，大學畢業於臺北醫學大學醫學系，醫學系畢業後進入臺北榮民總醫院接受神經外科住院醫師訓練，住院醫師訓練結束後，陸續取得外科專科醫師與神經外科專科醫師。住院醫師訓練結束後，於臺北榮總神經修復科接受兩年的神經脊椎專科訓練，並在二〇一九年前往美國加州大學舊金山分校完成一年的微創脊椎訓練課程。現職為臺北榮民總醫院神經外科主治醫師，專長為退化性脊椎疾病，複雜性脊椎側彎治療。

郭昭宏 醫師

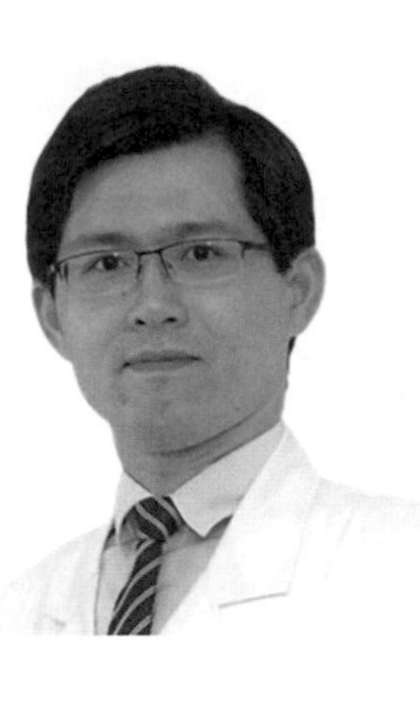

七年級生，來自古都臺南，畢業於高雄醫學大學醫學系。因為不喜歡背誦而且自認為文藝氣息不足，怯步於文組，而選擇理工組，進了醫學系，卻殊不知要背的東西更多。畢業後，對於神經醫學的嚮往，當了北漂青年進入臺北榮總成為神經外科醫師，專長於腦瘤、腦外傷、脊椎退化、脊椎腫瘤及脊髓損傷的相關手術。

對於科幻小說與電影的喜愛，受到艾西莫夫（Isaac Asimov）的機器人三大法則（Three Laws of Robotics）及電影駭客任務（The Matrix）的啟發，始終相信人腦與電腦的合作潛力無窮，在完成神經外科的住院醫師訓練後前往美國西雅圖華盛頓大學研習程式語言及神經訊號分析，回國後於陽明交通大學醫學工程研究所取得博士學位，目前除了神經外科的臨床研究外，並進行神經訊號及機械外骨骼的相關研究。

張軒侃 醫師

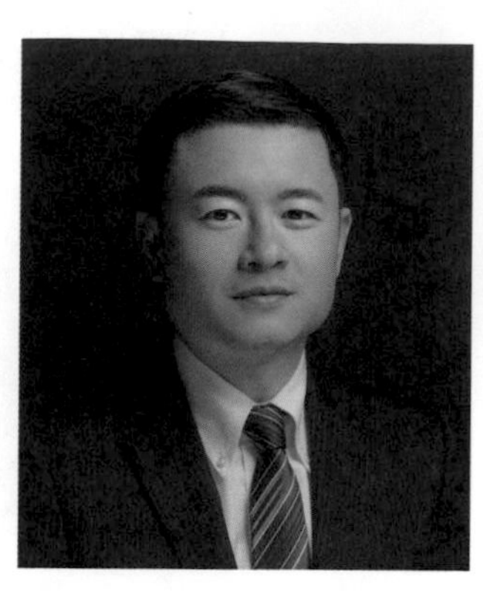

高中讀了一本《神經外科的黑色喜劇》科普書，從此嚮往外科醫師的生涯。國立陽明大學醫學系畢業後，第一志願就是當個優秀的神經外科醫師。歷經臺北榮總、美國 University of Miami、Stanford University 神經外科的魔鬼扎實訓練，終於成為一名合格稱職的神經外科醫師。目前在臺北榮總神經外科服務，專長於脊椎微創手術、內視鏡脊椎手術、與脊椎側彎矯正手術，致力把在榮總與美國的所學帶回臺灣造福鄉里病患，方不負從小到大的第一志願。

張鵬遠醫師

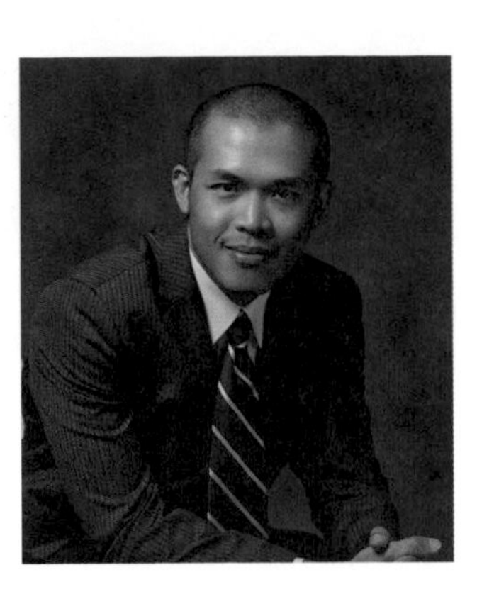

考進高雄醫學大學醫學系時，沒想過有一天會進入神經外科。直到讀了《神經外科的黑色喜劇》，深深被苦行僧般訓練的「神之領域」吸引，畢業後加入有「全臺第一神外殿堂」之稱的北榮神外，接受另一個七年宗教狂熱般的試煉與磨練，二〇一五年至美國邁阿密進修。進修時的導師是脊椎微創與側彎矯正手術大師 Michael Y. Wang。他跟我說：「很多人覺得和開腦相比，脊椎手術很簡單，但這些傻子不懂，把一個複雜器官打斷、重建，若術後表現不到百分之百，真是苦斃了！」

帶著大師金句回臺，進入桃園醫院神外服務至今，持續脊椎微創手術服務；並以「斜槓業餘三鐵運動員」身份，倡導健康生活。

郭懿萱 醫師

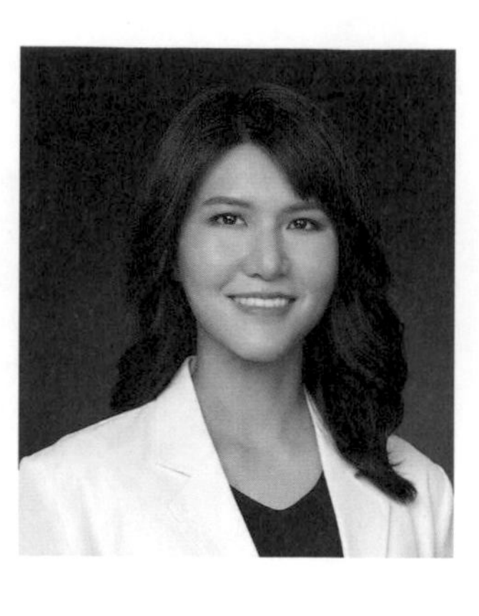

臺北人，畢業於臺北醫學大學醫學系，於臺北榮民總醫院神經外科接受住院醫師、總醫師與臨床研究員訓練，現任臺北榮民總醫院兒童神經外科主治醫師，專長兒童及成人的腦部和脊椎手術。

喜歡閱讀、偶爾忍不住雕琢文字，即使網路文章盛行，書本的魅力仍難以取代；無奈空間有限、慾望無窮，因此整面書牆的夢想目前暫時以電子書閱讀器頂替。

雖然只占一小部分，還是很榮幸能參與這本紙書的出版。

費立宇醫師

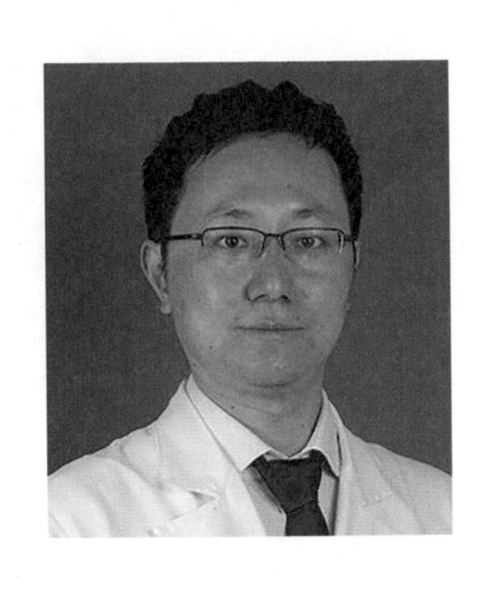

各位讀者大家好，我是費立宇醫師，目前在臺北榮民總醫院服務，專長是脊椎手術以及神經放射介入手術。自醫學系畢業後，開始學習神經外科的臨床工作，目前已經在脊椎手術累積了近二十年的經驗。跟臺灣前輩打好基礎後，參加國外各種長短期交流的研習，是我獲得先進醫學新知的管道。在穩固的基礎上又加上新知的灌溉，是我照顧脊椎手術病患的信心來源。

這本《龍骨強健手冊》，是我們神經外科志同道合的同事們，一起努力撰寫的，希望可以用深入淺出的文字，讓廣大的病患朋友們可以有所參考。不致於一邊在疾病的影響身體痛苦下，一邊又在茫茫網路資料海中心靈苦無所依，擔心且不明白自己的身體問題在哪。如果在書中說明不清楚的地方，歡迎各位病患朋友直接前來門診，實地檢查找出問題，讓臺北榮總神經外科有服務大家的機會。

葉美吟 醫師

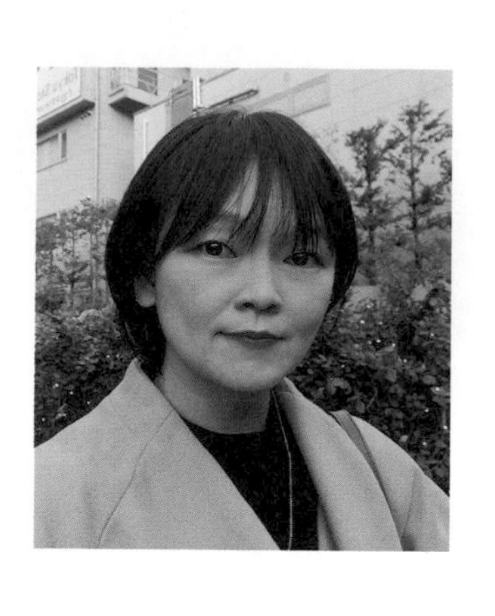

國防醫學院醫學系畢業後便進入臺北榮總，歷經各科臨床實習與見習，最終選擇神經外科領域。在面對包括：頸部疼痛、手痛手麻、步態不穩、下背痛、神經性跛行、頸椎胸椎腰椎退化……各式脊椎相關問題的處理，我給予病人的建議不只有「手術」一途；面對需要以手術處理的病患，無論頸椎融合手術、頸椎人工椎間盤手術、胸椎手術或是腰椎手術，我也有把握能夠給予專業協助。因退化性脊椎疾病、創傷性脊椎或神經損傷而求助無門的患者，除了手術減壓固定處理外，更需要其他神經修復或神經轉移等功能性治療，我會在門診中協助病患規劃。醫學學海無涯，我正在這汪洋大海中不斷學習成長，希望運用知識技巧，和醫療團隊結合醫療經驗，幫助更多病人。

特別感謝

「施再金基金會」長年資助神經相關疾病之研究、治療及照護，源於神經再生相關研究，廣至各種神經外科疾病手術治癒，鼓勵創新、照顧年輕學者，無微不至。

僅代表《龍骨強健手冊》編輯團隊，再次感謝「施再金基金會」出資出版，以及發想人施董事長 明仁，在舉世疫情蔓延期間，創此風雨名山之業。本手冊距離當年故董事長施再金先生首次發想付梓十多年後，得以重新大幅編修增進。這十多年間，神經科學相關領域突飛猛進，不論在知識、科技、醫療技術，都已有長遠的進步，所以這次新書的內容，不論深度、廣度都比先前有大幅的提升，特別加入縱向連結，使各橫向章節內容更趨完整實用，希望各界朋友讀者與我們一起在「神經修復研究」這條路上繼續支持，拋磚引玉，共同提升脊椎神經照護水準。

國家圖書館出版品預行編目(CIP)資料

龍骨強健手冊 /臺北榮總神經外科著. -- 初版. -- 新竹縣竹北市 : 方集出版社股份有限公司, 2023.08
冊； 公分.
ISBN 978-986-471-423-0（下冊：平裝）

1.CST: 神經外科 2.CST: 脊椎病

416.616 112008481

龍骨強健手冊 下

出 版 者：財團法人施再金公益衛生基金會
總 編 輯：吳昭慶
作　　者：臺北榮總神經外科
李居易、杜宗熹、柯金柱、張志漳、郭昭宏、
張軒侃、張鵬遠、郭懿萱、費立宇、葉美吟
（按姓氏筆畫排序）
編 輯 群：朱乙真、張文萍、黃雪珍
資訊總監：VIC SU
美術總監：吳大有
網　　址：https://nr-vghtp.com

發 行 人：賴洋助
發 行 者：方集出版社股份有限公司
聯絡地址：100 臺北市中正區重慶南路二段 51 號 5 樓
公司地址：新竹縣竹北市台元一街 8 號 5 樓之 7
電　　話：(02) 2351-1607
傳　　真：(02) 2351-1549
網　　址：www.eculture.com.tw
E-mail：service@eculture.com.tw
主　　編：李欣芳
責任編輯：陳亭瑜
內頁美編：連紫吟、曹任華
行銷業務：林宜葶
出版年月：2023 年 08 月初版

定　　價：280 元
ISBN：978-986-471-423-0

總 經 銷：聯合發行股份有限公司
地　　址：231 新北市新店區寶橋路 235 巷 6 弄 6 號 4F
電　　話：(02)2917-8022
傳　　真：(02)2915-6275